マインドフルネス実践講義

マインドフルネス段階的
トラウマセラピー（MB-POTT）

Practical Lectures on Mindfulness

大谷彰
Akira Otani

金剛出版

◉──献辞

　本書をトラウマからの回復の途にある人々に捧げます。「マラソン」完走に求められる勇気，強さ，良識が備わっていることを決して忘れないように。あなた方<u>こそ</u>サバイバーなのだから。

　This book is dedicated to those who are in the path of recovery from trauma. Remember you have courage, strength, and decency to complete the "marathon". You *are* survivors.

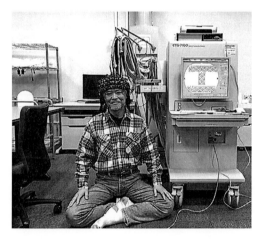

NIRS（近赤外線分光法）による瞑想研究に臨む筆者
（同志社大学生命医科学部医情報学科の日和悟助教授ラボにて）

◉──出版によせて

　2014年に上梓した『マインドフルネス入門講義』は幸いにも多くの読者の目に留まり，好評を博しました。筆者にとってこれほど嬉しいことはありません。こうしたなか金剛出版編集部の朋友・藤井裕二氏より続編を書いてみませんかとのお誘いを受けました。そもそも『マインドフルネス入門講義』が出版の運びとなったのも，元を正せば藤井氏の薦めがきっかけでした。しばらく考えた結果，マインドフルネスを心的外傷後ストレス障害（PTSD）に適用するための理論と方法をまとめるという案で承諾しました。PTSDは長年にわたり筆者が関心を抱いてきたテーマであり，治療理論が確立され，さまざまなアプローチも提唱されています。これにマインドフルネスを当てはめてみたいと考えた結果です。

　本書の執筆にあたっては3つの原則を遵守しました。第1は「セオリー・ドリブン」（theory-driven／理論主導）です。欧米で大人気のアプローチとして紹介され，NHKなどのマスコミでも特番報道されたことから，マインドフルネスの人気は日本でも急騰しました。この結果，マインドフルネスは「万能薬」（panacea）もどきのステータスを与えられ，ストレス緩和から「認知症の予防」までありとあらゆる障害に効果ありと謳われています。これはもちろん「ハイプ」（hype），いわゆる「誇大広告」です。揺るぎないエビデンスと確立された理論抜きにマインドフルネス（およびあらゆる臨床テクニック）を喧伝し，臨床手段として濫用することは不合理であるのみばかりか，場合によってはクライアントにとって危険ともなりかねません。

　人間性心理学の先駆者アブラハム・マズロー（Abraham Maslow）はかつて，「金槌しか持たない輩にはすべてが釘に見える」（If all you have is a hammer, everything looks like a nail）という警鐘を鳴らしましたが，既存の理論に照らし合わせて応用してこそ，マインドフルネスの真価が発揮されるのです。これがセオリー・ドリブンの意味するところです。PTSD治療においては段階的セラ

ピーというモデルが確立されており、その理論もはっきりしています。この理論にマインドフルネスを統合させたアプローチが本書で紹介するマインドフルネス段階的トラウマセラピー（Mindfulness-Based Phase-Oriented Trauma Therapy：MB-POTT）です。

　2番目は「エビデンス・ベースト」（evidence-based／実証データ中心）です。この原則は『マインドフルネス入門講義』でも貫き、多くの方々から賞賛の辞を頂きました。エビデンスが臨床パラダイムの要として定着したネット時代の今日、次々と公開される実証データをなおざりにすることはもはや時代遅れです。とはいえ、マインドフルネスの研究者と実践家との間にギャップのあることも否定できません。多くの実践家にとってマインドフルネス研究をリードする欧米の学術誌にアクセスし、膨大な論文から適切な文献を選んで目を通すことは至難の業となりがちです。この現実を考慮し、前著と同じく、本書でもマインドフルネスに関する多くの学術資料を渉猟し、そのなかから適切なものを選んで傍証するよう努めました。文献サーチはトラウマと仏教の知見も含めたため、最終的には約400編の文献を収録することになりました。これらが少しでも読者の参考になれば幸いです。

　本書の執筆で貫いた第3番目の原則は「ユーザー・フレンドリー」（user-friendly／実践者向け）です。第1と第2の原則がマインドフルネスの「科学」をねらいとするのに対し、第3の原則は「実践」に関わります。アメリカでの臨床心理訓練は「サイエンティスト／プラクティショナー」、すなわち「研究」と「実践」の両方に長けたサイコロジストの養成を目指しますが、正直なところこれは理想倒れになることが少なくありません。前述したように、研究者と実践家の間には越えがたいギャップが横たわっているからです。これを克服する手立てとして、本書ではPTSD治療の理論とエビデンスの検証に続けて、MB-POTTで用いるマインドフルネス技法の教示や言い回しを明記しました。これらがMB-POTT実践において雛形の役割を果たし、クライアントの現状に合わせた応用の道しるべになることを願っています。

　本書は大勢の方々の支援とサポートなしには生まれませんでした。なかでも、まず第一に明記すべきは、これまでに出会ったクライアントたちです。トラウマからの回復という孤独なマラソンを強いられたとき、筆者を「セキュアベース」として信頼し、長い道のりにおいて共に笑い、時には涙しながら、トラウ

マと向き合うこと，サバイバーとして生きること，そして生きる勇気をシェアしてくれました。彼らの勇気と底力が本書執筆の動機づけになったと言っても過言ではありません。この場を借りて深く感謝いたします。同時にトラウマ，マインドフルネス，催眠など本書で扱った幅広い臨床事項の理論とスキルを教えてくれ，温かい目で見守り励ましながら筆者を指導してくださった碩学の先生方，スーパーバイザーの皆様に御礼申し上げます。これまでに学んだことが本書を通じて少しでも読者に伝われば望外の喜びです。

こうしたなか2016年の秋から4カ月，関西学院大学人間福祉学部の客員教授として招聘され，トラウマとマインドフルネスを教えるという願ってもないチャンスと栄誉に恵まれました。同大学院の池埜聡教授のお計らいです。滞在中にはやはり池埜教授のご尽力により，大阪でマインドフルネス研究会が発足しました。既成学問の枠組みにとらわれない，学際的な視点からマインドフルネスについて論議を交わすグループです。毎月2回のミーティングは知的刺激に満ちたもので，メンバーの親睦が深まりました。創設メンバーは次の通りです（順不同，敬称略）。池埜聡（関西学院大学），林紀行（大阪大学），井上ウィマラ（高野山大学），岩井圭司（兵庫教育大学），家接哲次（名古屋経済大学），國吉知子（神戸女学院大学），藤野正寛（京都大学）。次いで，伊藤華野（佐陽子）（京都西山短期大学），飯塚まり（同志社大学），菅村玄二（関西大学）が入会されました（2016年12月末現在）。各メンバーの知識と造詣は深く，殊に井上ウィマラ師からは個人的な瞑想指導のみならず，テーラワーダ仏教体系における瞑想の位置づけ，アビダルマとの関連など，これまで抱いてきた疑問についてわかりやすく，丁寧に教えていただきました。師から4回にわたる対談のゲストとして招待していただいたことも一生心に残る体験です。また藤野先生からは同志社大学の日和悟先生を紹介していただき，MRIに入って瞑想しながら画像測定をしていただきました。すべて貴重な体験です。研究会一人ひとりの先生方，そして池埜先生の格別のご厚情に心より御礼申し上げます。

日本滞在中にはもちろん関西のみならず，全国の諸先生方からも多くを学ばせていただきました。東京大学の下山晴彦教授は2016年度の日本心理臨床学会にてマインドフルネスについての基調講演／シンポジウム，および特別研修という機会を与えてくださったのみならず，数度にわたり症例検討会にも招待していただきました。『アップデートする仏教』で知られる藤田一照師にお会いで

きたのも下山先生のご高配によるもので,「仏教3.0」についてお聞きしたことが昨日のことのように思い出されます。東洋英和女学院大学の岡本浩一教授からは茶の湯と禅の関わりについてご指南を受けたのみならず,尊敬してやまない沢庵禅師ゆかりの東海寺の住職・加藤正念老師にお目にかからせていただきました。ちなみにMB-POTTの概略を日本で初めて発表したのは東洋英和女学院大学での市民公開シンポジウムでした。すべてかけがえのない体験であり,先生方に深謝いたします。

　原稿執筆と校正については従来通り,金剛出版の藤井裕二氏に大変お世話になりました。救いようのない初稿の悪文が読みやすい一冊の書籍として誕生したのも,すべて藤井氏の非凡な才能によるものです。折に触れて杯を重ねながらの書籍談義も大きな励みになりました。改めて御礼申し上げます。

　最後に,太平洋の隔たりと時差にもかかわらず,ライフ・パートナーとしてつねにサポートを惜しまなかったRosanne Spolskiと愛犬のShadowに感謝します。Thank you both and love you always！

2016年12月13日

大谷 彰

目次

マインドフルネス実践講義

マインドフルネス段階的
トラウマセラピー（MB-POTT）

献辞 ─────────────────────────────────────── 003
出版によせて ─────────────────────────────── 005

1 マインドフルネスとは何か ─────────────── 015
◉──マインドフルネスの基礎概念／ピュア・マインドフルネス vs. 臨床マインドフルネス／単独実践マインドフルネス vs. 誘導マインドフルネス／マインドフルネスの多様性／マインドフルネス（タッチ・アンド・リターン）の実践／マインドフルネスの治療メカニズム／まとめ

2 トラウマの本質と諸相 ─────────────────── 039
◉──トラウマの定義／トラウマ反応の特徴／トラウマ治療のモデルとエビデンス／まとめ

3 トラウマ治療の原則 ─────────────────── 053
◉──トラウマ治療の4原則／まとめ

4 MB-POTTの第1段階（1） ─────────────── 063
PTSD症状安定の理論と概要
◉──治療関係の確立／見立て／MB-POTTの説明／マインドフルネスの指導／向精神薬の必要性の評価／偶発性除反応とその防止／まとめ

5 MB-POTTの第1段階（2） ─────────────── 081
PTSD症状安定のためのマインドフルネステクニック
◉──カームイメージ／ミュージック・マインドフルネス／マインドフル・ウォーキング／ラベリング（モンキーマインド・コントロール）／まとめ

6 MB-POTTの第2段階（1） ─────────────── 097
トラウマ統合──明確な記憶に対処するマインドフルネステクニック
◉──トラウマ治療における統合の意味／トラウマ統合のマインドフルネステクニック／集中マインドフルネス／分割マインドフルネス／ボディスキャン／まとめ

7 MB-POTTの第2段階（2） ─── 115
トラウマ統合──断片化された記憶に対処するマインドフルネステクニック
● ── 記憶の呼び起こしにおける注意点／解離されたトラウマ記憶を取り扱うマインドフルネステクニック／マインドフルネス情動ブリッジ／マインドフルネス体感ブリッジ／偶発性除反応への対処法／まとめ

8 MB-POTTの第3段階 ─── 129
日常生活の安定
● ── 生理的脱高感作／セルフ・コンパッション養成／まとめ

9 MB-POTTの第4段階 ─── 141
ポスト・トラウマ成長
● ── ポスト・トラウマ成長／まとめ

10 終章 ─── 149

参考文献 ─── 151
索引 ─── 173
著者略歴 ─── 180

マインドフルネス実践講義

マインドフルネス段階的
トラウマセラピー（MB-POTT）

―― **凡例** ――――――――――――――――――――――――――――
　本文中，筆者による註を［▶1］のように指示し，註は各章末に一括して掲載する。

1 マインドフルネスとは何か

前に進むとき後に戻るとき，修行僧は最大限の気づきを保ちつつ身を振舞う。前方を見つめるとき周囲を見回すとき，……手足を曲げ伸ばすとき，……内外の法衣をまとい托鉢に出かけるとき，……食物を口にし，……水を飲み，咀嚼し，飲み込むとき，……大小の用を足すとき，……行住坐臥，睡眠，覚醒，会話，沈黙のとき，修行僧は最大限の気づきを保ちつつ身を振舞う。
（パーリ原始仏典長阿含経「沙門果経」）
（Gethin, 2008, p.26 [引用者訳]）

「私は次の呼吸の音を聴こうとじっと耳を傾けているのだよ」（瀕死状態のモッシェ・フェルデンクライス [▶1] が弟子に語った言葉）
（Cited in Doidge, 2015, p.196 [引用者訳]）

　マインドフルネスを用いるトラウマ治療法，マインドフルネス段階的トラウマセラピー（Mindfulness-Based Phase-Oriented Trauma Therapy : MB-POTT）を論じるにあたり，まずマインドフルネスについてのレビューから始めましょう。マインドフルネスと仏教との関わり，マインドフルネスの歴史的展開，パラダイム，ニューロサイエンス，臨床エビデンスについては，本書の姉妹編『マインドフルネス入門講義』（大谷，2014）で解説したので，本章ではそのなかから重要点を選んでまとめます。実践に先立ち，クライアントにマインドフルネスとは何かという情報をわかりやすく提供することは極めて重要です。これを説明するたびに筆者は，仏教徒が2,500年にわたり実践してきた瞑想がマインドフルネスという臨床手段へと変化し [▶2]，しかも西洋，特にアメリカを経

て仏教国である日本にセラピーとして逆輸入された，という事実に苦笑せずにはおれません（大谷，2016）。

◉──マインドフルネスの基礎概念

✥マインドフルネスの定義

　マインドフルネスの爆発的な人気にもかかわらず，現時点では統一されたマインドフルネスの定義は見当たりません。一般にはアウェアネス（awareness）という用語がポピュラーですが，学者たちは侃侃諤諤の論議を重ね，現時点ではジョン・カバット・ジン（Jon Kabat-Zinn）の「注意を払う特定の方法で，意図的であり，現時点に焦点を定め，価値判断を下さない」という記述がもっとも頻繁に引用されています（Kabat-Zinn, 1994, p.4［引用者訳］）。カバット・ジンの指摘するように，マインドフルネスは注意（attention）の操作であり，筆者は「『今，ここ』での体験に気づき（アウェアネス），それをありのままに受け入れる態度および方法」と定義しています。ここで誤解してはならないのは，日本語の「気づき」には「何かに注意が向いた」というパッシブで非自発的なニュアンスが伴うのに対して，マインドフルネスの「気づき」はこれとは対照的に「何かに（意図的に）注意を向ける」という**アクティブで積極的な活動**であるという点です（Kuan, 2012）。仏典にマインドフルネス実践を「馬車を操る御者」や「見張りについた門番」などに喩える表記の散見されることが，これを裏づけています（Anālayo, 2006）。

　マインドフルネスの理解と実践でもっとも難しいのは体験を「ありのままに受け入れる」ことの解釈です。テーラワーダ仏教僧でありマインドフルネスの研究と著作で知られたニャナポニカ・セラ（Nyanaponika Thera）師は，マインドフルネスの本質を「ありのままの気づき」と捉え，これを「ベア・アテンション」（bare attention）と表現しました（Nyanaponika, 1965, p.32）。ベア・アテンションはオープン・モニター（Open Monitor : OM）とも呼ばれ，感知したことがらをそのまま認識するだけで，記憶や分析，意図といった通常の認知作用を機能させないことです［▶3］。たとえば，赤いバラの花を見たとき，ただ「赤いバラの花がある」と気づくだけです。もし「あれに似たバラをどこかで見た

ことがあるな」「あのバラの値段はいくらぐらいだろう」「一度バラ園に行ってみようか」などと考えたりしたとすれば、もはやベア・アテンションではありません。赤いバラを単に「赤いバラ」として認識するだけであり、それで完了する。これが「ありのままの気づき」です。カバット・ジンの言い回しはこれを敷衍したものです。

　ベア・アテンションは心的な気づきのみならず、身体感覚の知覚にも当てはまります。マインドフルネスの源流とされる『アーナパーナサティ』(ānāpānasati／入出息念経) には、「長い（短い）息を吸うときには、『長い（短い）息を吸う』と知る［…］『息を吸いながら、身体すべてを感じる』と精進する」（第4章、p.53）という記述があり、これを裏づけています。吸う息や吐く息を正しく感じよ、呼吸に合わせて身体感覚をことごとく観察せよ、というのです。曹洞宗の内山興正老師はこれを「覚触」と表現し、「思いは手放し（単なる感知）でありながら［…］骨組みと筋肉によっていま自分が行じている座禅の姿勢の実物をすること」と表現しています（内山、2013, p.54）[▶4]。これが日常生活全般に実現されたとき、本章の初めに引用した「沙門果経」の実践へとつながるのです。

　マインドフルネスにおけるベア・アテンション、すなわちありのままの気づきは、こうした心身における知覚を「感じる」ことや「観察する」ことも含むアクティブな活動であることから、筆者は「注意に満ちた落ち着き」(relaxed vigilance) とクライアントに説明しています。これがマインドフルネスにおける「アウェアネス」の真意です。

●——ピュア・マインドフルネス vs. 臨床マインドフルネス

　マインドフルネスは、仏教的ライフスタイルとして実践される伝統的なピュア・マインドフルネスと、それを治療目的で活用する臨床マインドフルネスの2種類に区分できます（大谷、2014, 2016）。それぞれは独自のパラダイムであり、前者は仏教徒が踏襲してきた伝統的な瞑想法を引き継いだ実践、これに対し後者は仏教瞑想を換骨奪胎し、それを治療目的のために「非仏教化」したものです。現在マインドフルネスのシンボルとなったマインドフルネス・ストレ

ス低減法(Mindfulness-Based Stress Management：MBSR)(Kabat-Zinn, 1990)をはじめ，マインドフルネス認知療法(Mindfulness-Based Cognitive Therapy：MBCT)(Segal, Williams, & Teasdale, 2001)，および弁証法的行動療法(Dialectical Behavior Therapy：DBT)(Linehan, 2007)，アクセプタンス＆コミットメント・セラピー(Acceptance and Commitment Therapy：ACT)(Harris, 2009)はもちろん後者に属し，これらのアプローチを総括して第三世代の認知行動療法(Hayes, 2004)，または新世代の認知行動療法(熊野，2012)と呼びます[▶5]。ピュア・マインドフルネスが自我に対する執着（とらわれ）からの解放（解脱）を目指すのに対し，臨床マインドフルネスは健全な心身状態の確立をねらいとすることから，概念的には正反対の立場を示し，大きな物議をかもすこととなりました（大谷，2016；魚川，2015；Wilks et al., 2015；Wilson, 2014）。

◉──単独実践マインドフルネス vs. 誘導マインドフルネス

マインドフルネスは，クライアントが自分自身で行なう単独実践タイプと，セラピストの教示に従って行なう誘導タイプにも分類できます。前者は釈迦が説示し，すべての仏教徒が踏襲してきた伝統的な手法です。一方，後者はイメージ技法(Guided Imagery)や漸進的弛緩法(Progressive Muscle Relaxation：PMR)といった心理療法の影響を受けたアプローチで，臨床ではこちらが主流です。実践においてはセラピストの指示が雑念防止につながることから，誘導マインドフルネスのほうが単独実践マインドフルネスよりも簡単です。トラウマ治療ではトラウマ記憶が雑念となりやすいので，誘導マインドフルネスから始め，徐々にクライアント自身による単独実践マインドフルネスへと移行させるのが理想です。

●──マインドフルネスの多様性

　ベア・アテンション，すなわちOMを基盤とするマインドフルネスは臨床ツールとして現在もっともポピュラーな方法ですが，マインドフルネスにはOMとは異なるアプローチもあります。なかでも「フォーカスト・アテンション」（Focused Attention：FA）と呼ばれる方法が有名で，特定のことがら（たとえば，呼吸，イメージ，色など）に注意を集中させるのが特徴です。FAは古代インドで実践されたサマタ（*samatha*）と呼ばれる手法から派生しました。サマタではあらかじめ決められた対象に注意を集中させ，ジャーナ（*jhāna*）と呼ばれる没頭状態（トランス）を経て，究極の三昧（サマーディ）（*samādhi*）に到達することをねらいとします［▶6］。釈迦はサマタ瞑想に優れ苦行を重ねましたが解脱に至ることができず，その結果ヴィパッサナー（*vipassana*）と呼ばれる独自のアプローチを創始したと仏典は記します（Majjhima Nikāya／中部経典36）（Ñaṇamoli, & Bodhi, 1995）。このヴィパッサナーがOMとして現在のマインドフルネスへと発展しました（King, 1980）［▶7］。

　ヴィパッサナーとサマタは大乗仏教にも伝わり［▶8］，非思量による曹洞禅と公案による臨済禅の違いに反映されています。もちろん両者を並行させた「ハイブリッド型」もあり，同じマインドフルネスの名のもとに数々のアプローチが実践されるようになりました（井上，2010；McLeod, 2014；大谷，2014）。一例を挙げると，慢性障害に応用されるマインドフルネスでは7種類が用いられます（Chan, & Larson, 2015）。これを集約すると（括弧内は論文数），MBSR（およびその変形）（24），OM/FAおよびマインドフル・ムーブメント（ヨーガ，太極拳など）（6），OMオンリー（5），FAオンリー（5），FAおよびマインドフル・ムーブメント（4），OM/FA（1）となります。論文数からもMBSRの隆盛が窺われますが，これは慢性障害に限らず，他の領域においても同様です。

　マインドフルネスとして実践される現在ポピュラーなアプローチには以下のようなものがあります。

❖インサイト・マインドフルネス

　インサイト・マインドフルネス（Insight Mindfulness）はテーラワーダ仏教の流れを汲む，徹底したOMの実践です。呼吸に合わせて身体，感情，思考，現実を「今，ここ」での瞬時の現象として，ありのまま，判断を下さずに観察します。1970年代に東南アジアで瞑想を学んだジャック・コーンフィールド（Jack Kornfield），ジョセフ・ゴールドスタイン（Joseph Goldstein），シャロン・サルズバーグ（Sharon Salzberg）たちによって紹介されました。タイのアーチャン・チャー（Achaan Chah）師，ミャンマーのマハーシ・セヤドー（Mahasi Sayadaw）師，インドのアナガリカ・ムニンドラ（Anagarika Munindra）師といった卓越したテーラワーダ仏教僧から指導を受けた彼らは，アメリカに戻った後，マサチューセッツ州ベリーにインサイト・メディテーション・センター（Insight Meditation Center : IMS）を設立しました。MBSRで行なわれるマインドフルネスはこのインサイト・マインドフルネスを踏襲したもので，現在のアメリカでマインドフルネスと言うと通常このアプローチを指します。

　インサイト・マインドフルネスは神経生理学の見地から脳波や画像診断を使った研究が数多くなされ（例 Hölzel et al., 2011），臨床的観点からもストレスをはじめとするさまざまな精神身体症状についてのエビデンス検証の結果が発表されています。これまでのメタ分析では中程度の効果量が確認されました（大谷，2014 ; Sedlmeier et al., 2012）。

❖ヴィパッサナー瞑想

　OAの流れを汲むもうひとつのポピュラーなアプローチは，S・N・ゴエンカ（S. N. Goenka）のヴィパッサナー瞑想です。このアプローチはミャンマーの高僧レディ・セヤドー（Ledi Sayadaw）師の実践の流れを汲むもので（Braun, 2013），日本をはじめ世界各国に瞑想センターが設立され，プログラムは世界共通，すべてリトリート（集中研修）形式で行なわれます。研修中は指導者以外との会話は禁止され，読書やノートを取ることすらも許されません。インサイト・マインドフルネスとは異なり，3日間のFA訓練から始まり，4日目からはボディスキャン（本書第6章参照）によるOM，ラビング・カインドネス瞑想（次項参照），グループ瞑想など多様なアプローチが用いられます。訓練の実際については稲葉（2010）が体験記を綴っています。

✣ ラビング・カインドネス瞑想

仏教教理のなかでもっとも重要なもののひとつに慈悲がありますが、マインドフルネスではこれをラビング・カインドネス瞑想（Loving-Kindness Meditation）[▶9] として実践します（実践法は本書第8章で論じます）。慈悲の「慈」（mettā）とは「(同胞に) 利益と安楽とをもたらそうと望むこと」、「悲」（karuṇā）は「(同胞から) 不利益と苦とを除去しようと欲すること」を意味し、抜苦与楽とも呼ばれます。要するに他人の幸福を願い、苦悩の消滅をもくろむ行ないです（中村，2010, p.33）。慈悲は単に友人や人間だけでなく、一切の生きとし生けるものまで対象に含み、東南アジアのテーラワーダ仏教圏でよく暗誦される次の『メッタ・スッタ』（*Metta Sutta*／『慈経』）がこれを表わしています。

> いかなる生物生類であっても、怯えているものでも強剛なものでも、悉く、長いものでも、大きなものでも、中くらいのものでも、短いものでも、粗大なものでも、目に見えるものでも、見えないものでも、遠くに住むものでも、近くに住むものでも、すでに生まれたものでも、これから生まれようと欲するものでも、一切の生きとし生けるものは幸せであれ。
> 　　　　　　　　　　　（*Sutta Nipata* I.8.146-147）（中村，1984, p.37）

ラビング・カインドネス瞑想の特徴は、(1) 苦に焦点を当てる、(2) 自己と他人に対する慈悲や思いやりを重視する、(3) 苦しみからの救済と幸福の実現を願う、という3点で、FAとOMとの両方が活用されます（Boellinghaus, Jones, & Hutton, 2014）。

実践では慈悲（もしくは思いやり）の対象を次の順で段階的に広げてゆきます――(1) 自己（セルフ・コンパッション），(2)（性的感情を誘わない存命する）友人，(3)（毎日顔を合わせるが特に好き嫌いの感情を想起させない）知人，(4) 嫌いな人物，(5)（注意を平等に払いながら）自己，友人，知人，嫌いな人物，(6)（生きとし生けるものを含む）世界全体。FAによってこれらのイメージを想起し、それから生じる感情，思考，回想といった体験にOMを応用します（Hofmann, Grossman, & Hinton, 2011, p.1128）。ラビング・カインドネス瞑想は近年PTSDを含めた幅広い障害に応用されており、これらのうち (1) のセルフ・コンパッションについては、本書第8章で詳しく考察します。エ

ビデンス検定では中程度の効果が確認されています（Galante et al., 2014 ; Zeng et al., 2015）。

✤ トンレン瞑想

　ラビング・カインドネス瞑想は主としてテーラワーダ仏教圏で実践されますが，チベット仏教ではこれに代わってトンレン瞑想（Tonglen Meditation）と呼ばれる方法が用いられます。米国ではペマ・チョドロン（Pema Chödrön）尼師によって紹介され有名になりました（Chödrön, 1997）。トンレンとはチベット語で「発信と受け容れ」（sending and receiving）を意味し，「こころの訓練」として体系化されたロージョン（lojong）修行のひとつに位置づけられます（Kyabgon, 2007）。ラビング・カインドネス瞑想に類似していますが，悩める人をイメージしながら，吸気のタイミングで相手に苦しみや悲しみを「受け容れ」，呼気に合わせて幸福を「発信」させる点で異なります。

　トンレン瞑想（およびラビング・カインドネス瞑想）は他人への苦痛を吸収し，慈悲を付与することから他人への施し（利他業）と思われがちですが，これは誤解です。マインドフルネスの主体はあくまでも実践者であり，他者に思いやりを寄せることによって自己を鍛えるのが目的です。他者への慈悲を願う瞑想が実践者の向社会性行動（prosocial behavior）を増幅させるデータがこれを裏づけています（Bankard, 2015）。チョドロン尼師は，相手の苦痛を想像することは恐怖や不安を伴いやすく，トンレン瞑想によって実践者の「恐れない態度」，つねに「こころをオープンにすること」を訓練すると述べています（Chödrön, 2002, p.56［引用者訳］）。トンレン瞑想はホスピスワーカーや重病人看護師に適した手段とされ，こころのケアだけでなく患者への共感能力を高めることが示唆されています（Fredrickson et al., 2008）。MB-POTTではラビング・カインドネスによるマインドフルネスと並んで日常生活安定の目的で活用します（本書第8章参照）。

✤ 禅（Zen）瞑想

　アメリカにおいて近年禅瞑想がマインドフルネスとして認められるようになったのは，2人の「スズキ」の貢献によると言っても過言ではありません。1人は禅思想家として膨大な著作活動に励んだ鈴木大拙師であり，もう1人は曹洞禅

の師家として渡米しサンフランシスコにアメリカ初の禅堂を開いた鈴木俊隆老師です。俊隆老師は大拙師を「ビッグ・スズキ」と呼び，自らを「リトル・スズキ」と称していましたが（Chadwick, 1999），俊隆老師の法話をまとめた Zen mind, beginner's mind は全米で出版以来ベストセラーを続け，アップル創始者のスティーブ・ジョブス（Steve Jobs）が愛読したことでも知られます。禅瞑想は1960年代から急速にアメリカ全土に広まりましたが，遺憾なことに俊隆老師を継いだアメリカ人住職や，ニューメキシコ州，ミネソタ州，ロサンジェルスなどの禅堂に赴任した日本人老師たちによる深刻なセクハラ問題が発覚し，近年危機に瀕しました（McDaniel, 2015 ; Oppenheimer, & Lovett, 2013）。幸いにも後継者たちの真摯な努力が実り，現在では信頼を回復しつつあります。

禅瞑想はアメリカで「脱仏教化」しはじめ，"Zen" 瞑想となったマインドフルネスは，やがて単なるテクニックとして捉えられる傾向が芽生えはじめました。宗教手段としてのピュア・マインドフルネスから離脱しはじめ世俗化が進んだのです。たとえば，仏教オンライングループ Buddhist Geek が最近リリースした "Shikantaza"（只管打坐）のポッドキャストでは，曹洞禅の思想や背景はおろか道元の名前すら出ず，チベット仏教の瞑想テクニックとの技法的統合が延々と語られるだけでした（Ray, 2015）。仏教の視点から瞑想を理解するのではなく，単に瞑想技法の観点から仏教を眺める態度の現われです。マサチューセッツ州で17年間にわたり禅を指導した藤田一照師は，アメリカの禅瞑想は本来の「ただ座る」座禅（只管打坐）ではなく，ある種の目的や目標達成をねらいとする習禅になりがちだと憂い，「坐禅は習禅にあらず」と力説しました（藤田，2010）。こうした現象はマインドフルネスの大衆化による禅瞑想の形態変化を示しています。

❖チベット仏教瞑想

チベット仏教では上述したロージョンやトンレン以外に，マハムドラー（mahamudra）瞑想，金剛乗（vajrayāna／ヴァジュラヤーナ）瞑想，ゾクチェン（dzogchen／偉大な完成）瞑想といった密教独自の高度な瞑想法が発展しました。これらのうち現在マインドフルネスとして実践されるのは，チベット仏教の紹介者として知られるチョギャム・トゥルンパ（Chögyam Trungpa）師の教えた，OM と FA をブレンドさせた方法です（Trungpa, 2015）。また最近になっ

て7ステップメソッドと呼ばれるアプローチが紹介されました。このメソッドでは、(1) 座位による心身のアウェアネス、(2) FAを活用した精神集中、(3) 明察、(4) OMを活用したインサイト(洞察)、(5) 自他のオープンな観察(オープン・ハート／マインド瞑想)、(6) 対立を超えた現実の観察(ピュア・マインド瞑想)、(7) 自己本来心の観察(非概念的瞑想)へとマインドフルネスを段階的に進めてゆきます(Kilung, 2015)。

チベット仏教瞑想はペマ・チョドロン尼師の精力的な著作と実践活動のみならず、ダライ・ラマ法王(H.H. Dalai Lama)、チベット仏教僧のマチュー・リカード(Mathieu Ricard)師、仏教学者アラン・ウォレス(Allan B. Wallace)、ロバート・サーマン(Robert Thurman)、ジェフリー・ホプキンス(Jeffrey Hopkins)たちの精力的な啓蒙により人気が集まりました。エビデンスについてはチベット瞑想をラビング・カインドネス(慈悲)のコンテクストで応用した検証が多く、実践者には「うつ」や罪悪感の少ないことが報告されています(O'Connor et al., 2012)。

以上6種のアプローチを紹介しましたが、これら以外にも多くの瞑想がマインドフルネスとして実践されています。こうした多様なアプローチは、トラウマをはじめ、その他の障害に対する臨床手段としての応用が期待されます。

●──マインドフルネス(タッチ・アンド・リターン)の実践

マインドフルネスの原則はベア・アテンションと単純明快ですが、OMやFAを含むその実践はいずれも至難の業で、絶え間ない訓練が必要です。マインドフルネスを初めて体験するクライアントたちの多くが「雑念が次々と浮かんできた」「呼吸に集中できなかった」などと述べるように、我々の認知作用は絶えず活発に機能しており、マインドフルネスのねらいとする「ありのままの気づき」はなかなか実践できません。しかし、**マインドフルネスはスキルであり、練習によって上達し習得できます**。そのためマインドフルネスを学ぶクライアントにはこれを繰り返し強調することが重要です。

マインドフルネス実践のもっともシンプルな方法は、以下に紹介する**タッチ・

アンド・リターンと呼ばれる4ステップです［▶10］（**表❶**）。この方法ではステップ2の「呼吸の気づき」が中心とされ，誘導形式でも単独形式でも実践できます（大谷，2014）。

1. ウォームアップ
2. 呼吸の気づき
3. マルチモードの気づき
4. 終了

表❶ —— マインドフルネス（タッチ・アンド・リターン）の4ステップ

✜ウォームアップ

　マインドフルネスを始めるにあたっての準備です。静かな場所を選び，ゆったりとした服装で椅子やソファーに腰をかけるか，座布のうえに座ります［▶11］。この際，**背筋を伸ばします**。肩甲骨を少し背骨のほうに引くようにし，同時に尾てい骨をちょっと前方に押すか，もしくは持ち上げるようにするのがコツです。これによって腹式呼吸がしやすくなります［▶12］。スマホや時計，眼鏡などマインドフルネスの妨害となる持ち物は取り外します。マインドフルネスはリラクセーションではありませんが，こうした周囲の環境を整えて練習することが大切です。目は開眼，半眼，閉眼のいずれでも構いません。閉眼で行なう場合のコツは**閉じた目の内側を眺め，意識を鼻先に向ける**ことです。筆者の体験では，こうすることによってこころの内にスペースが生まれ，睡眠に陥ったり，雑念にとらわれたり，没頭したりすることを防ぐことができます［▶13］。座位でのマインドフルネスに慣れてくると，ウォーキング・マインドフルネスやイーティング・マインドフルネスなど通常の日常生活においても実行することができるようになります。

　時間の長さは慣れるにしたがって延ばすようにしますが，最初は数分から始めるのがよいでしょう［▶14］。クライアントに指示を与えながら行なうオフィスでの誘導マインドフルネスの場合は，セラピストが開始と終了を合図します。

セラピストの援助なしにクライアントが独自に実践する単独実践マインドフルネスでは、タイマーやスマホのアプリ（たとえば、「インサイトタイマー」（https://insighttimer.com/）など）を利用するのも一法です。もちろん誘導セッションの録音を用いるのも一向に差し支えありません。

✣呼吸の気づき

　ウォームアップによる準備が整うと、次は気づきの操作へと進みます。先にマインドフルネスの実践ではOMがもっともポピュラーだと述べましたが、呼吸に注意を向けることによってこれを行ないます。**息を吸うときには「今、息を吸っている」、吐くときには「今、息を吐いている」と気づく**ことの繰り返しです。極めてシンプルですが、マインドフルネスを創始し、これによって悟りを開いた釈迦自らが弟子たちに説示した方法です［▶15］。とはいえ実際に行なってみると、つねに呼吸に気づきを向けるOMの難しさがすぐに実感できます。呼気、吸気に注意を払おうとしても、雑念や周囲の物音などに気を取られたり、雑念が雑念を呼び起こして呼吸に気づくことすらできなかった、などという体験はよくあります。四字熟語の意馬心猿（英語ではモンキーマインド）や意想奔逸、禅語の繋驢橛（ロバが杭に繋がれ自縄自縛になった状態）といった表現に示されるように、こころはロバや馬、猿のように騒ぎ立て、自分の思い通りにならないものです。

　では、どう対処すればいいのでしょうか？　答えは簡単です。**注意がそれたらそれに気づき、再び呼吸に戻す**のです。これが**タッチ・アンド・リターンの核心**です。たとえば、マインドフルネス実践の最中、呼吸を離れて時計のカチカチという音に注意がそれたとしましょう。このとき「時計の音に注意が向いたな」と気づき（タッチ）、そして呼吸に意識を戻します（リターン）。もし空腹感を感じたら、「空腹感に気づいた」とそのまま認め（タッチ）、再び呼吸に気づきを向ける（リターン）だけです。マインドフルネスとはこのように、知覚された感覚、脳裏に浮かんだ思考や感情などを絶えずチェックし、それを批判したりせず、そのつど注意を呼吸に戻す作業です。テーラワーダ仏教の高僧で、仏教瞑想のマスターとしても名声を博したアーチャン・チャー（Achaan Chah）師は、これを次のように説明しています。

［マインドフルネス］の実践においては，こころに浮かんできたことがらをさほど重視する必要はありません。［…］それはそのままに放っておき，呼吸に注意を戻しなさい。息の出入りに対する気づきを維持するのです。息が長いとか，短いとかには一切関知せず，コントロールしよう，抑えようなどとも考えず，単に呼吸を観察さえすればよろしい。これが執着しないということです。

（Chah, 1977/2011, p.360［引用者訳］）

　雑念が生じてもまったく気にかけず，単に雑念だと認め，再び注意を呼吸に戻す。これによって気づきを保つという点が強調されています。これがタッチ・アンド・リターンです。引用中の「こころに浮かんできたことがらをさほど重視する必要はありません」という記述は脱中心化（decentering）について言及したもので，これについてはマインドフルネスの治療メカニズムに関わる概念のセクションで解説します。

　クライアントとのセッションで，誘導マインドフルネスとしてタッチ・アンド・リターンの指示を与える場合には次のような教示を用います。目は開眼，半眼，閉眼のいずれでも差し支えありません。

　　今，この場で何に気づいていますか？　意図的に注意を払う必要はありません。時計の音，空調から流れてくる空気，ソファーの感覚……単に気づいたことを気づいたと意識してください［外的刺激へのタッチ］。もちろん外部のことがらだけでなく，注意は身体にも向くかもしれません［身体感覚へのタッチ］。この場合もただ注意が向いた場所に気づくだけで十分です。……これは考えや気持ち，イメージといったこころの反応についても同じです［心的反応へのタッチ］。……注意はあちこちにジャンプするかもしれません。ジャンプしたら「ジャンプしたな」と気づくだけで十分です［注意拡散の認識］。そして注意を呼吸に向けてください［呼吸へのリターン］。といってもリラクセーションではありませんから，ただ呼吸に注意を向けて，それに気づくだけです。するとまた違うことに気づくかもしれません。そうしたらそれに気づいてまた注意をやんわりと呼吸に戻してください……吐く息，吸う息……注意がどこに向いても呼吸に戻るだけです。気づいたことはそのままにしておいて，呼吸に意識を向けるのです。考え，物音，感情，記憶……気づいたことはすべてそこに残して呼吸に戻ってください［呼吸へのリターンの繰り返し］。気づいたことにタッチして，呼吸にリターンすることの繰り返しです。この途中，呼吸のパターンの変化に気づいたら，それにも気づくだけです。

括弧内に示したように，**気づきによるタッチはまず外的刺激から始め**，次に**身体感覚，心的反応の内面へと進み，これをカバーしてから呼吸に戻るリターン**を指示します。終了のタイミングはクライアントに任せます。初回はこのように詳しい指示を用いますが，慣れるにしたがって簡略化しても構いません。教示を録音することもまったく問題ありませんが，いずれセラピストや録音に頼らず，クライアント自身による単独実践マインドフルネスが行なえるように指導するのがねらいです。

❖マルチモードの気づき

　呼吸の気づきを繰り返していると，**呼吸に注意を向ける**だけではなく，**呼吸とともに周囲や自己の内面のことがらにも注意を払う**ことができるようになります。これが**マルチモードの気づき**です。筆者の経験では，呼吸が基盤になり，そこに考えや感情，周囲の物音などの気づきが通り過ぎてゆく，といった感じです。マインドフルネスの指導者として著名なペマ・チョドロン尼師の「こころは大空でそこに浮かぶものはすべて通り過ぎてゆく」という言葉はこれを象徴したものです（Chödrön, 2013）。マインドフルネスは単なる呼吸への注意集中ではなく，**呼吸とともに「今，ここ」でのすべてのことがらに気づく体験**です。FAの雛形とされるサマタ瞑想では意識を一点（たとえば，鼻先や上唇に感じられた息，色，概念など）に集中させ，没頭状態を醸し出すことがねらいとされますが，ヴィパッサナー瞑想を源流とするOM型のマインドフルネスでは意図的な注意集中は行ないません。チベット仏教の寵児として知られたチョギャム・トゥルンパ師は，「マインドフルネス実践中に生じる考えにはとらわれず，取り去らず，単にそれを観察して呼吸の気づきに戻る。ポイントはすべてのことを受け入れることができるように訓練し，それによっていかなる葛藤も無視したり，それに束縛されないようになることである」と記しています（Trungpa, 1991, p.78［引用者訳］）。これは，複数のことがら（外界からの刺激，身体感覚，思考，感情など）に気づきつつ，同時に呼吸に重きを置くことと表現できるでしょう。本章の冒頭に引用した仏典と同じように，これもマルチモードの気づきを敷衍したものです。

　マルチモードの気づきには次のような言い回しを用います。

気づいたことがらにタッチして，呼吸へのリターンを繰り返していると，そのうち呼吸とほかのことがらにも一緒に気づきます。単に呼吸に注意を向けるだけでなく，呼吸に気づきながら，周囲のことがらや自分の気持ちや考え，イメージなどといったことも意識できます。気づきはいつもマルチモードで，同時に2つや3つのことに気づいても，これまでと同じように気づきを確認し，また呼吸に戻ってください。気づいたことはそのままにしておいて，呼吸に重きを置くといった感じです。ただそれだけです。気づいたことはそのままにしておいて，いつも呼吸にリターンするのです。どのような感情や考え，感覚などに気づいても，それにタッチしてやんわりと吐く息，吸う息にリターンする。これの繰り返しです。

　タッチ・アンド・リターンによって呼吸への注意を確立させ，それを拠りどころに気づきをさらに拡張させる。これがマルチモードの気づきのねらいです。

✣終了

　呼吸の気づきとマルチモードの気づきが完了すると終了となります。誘導マインドフルネスの場合，次のような指示を用います。

　　呼吸への気づきをあと数回繰り返して，タイミングが整ったら終了してください。自分のペースを見計らい，終わったら知らせてください。

　タッチ・アンド・リターンは通常，数秒から長い場合でも数分で完了します。終了後は，呼吸への気づきとやマルチモードの気づき体験はどのようなものであったか，誘導による実践をどのように感じたか，特に気づいたことや困難な点はあったか，などについてクライアントと話し合います。「注意が散漫して呼吸に注意を向けるどころではなかった」などという意馬心猿（モンキーマインド）体験があれば，これがマインドフルネス習得の重要な過程であることを説明します。ただしトラウマ治療では過去のトラウマ体験が思い出されたり，フラッシュバックとして現われること（偶発性除反応）もあります。これについては本書第7章で詳しく述べます。

　単独実践マインドフルネスでは，タイマーで設定した時間が来たら終了です。もちろん状況に応じていつ止めても構いません。筆者はマインドフルネスを始

めて5年ほどになりますが、当初数分から始めて15分続けてできるようになるまでに約2年を要しました。現在では1回約30〜40分を目安に毎日実行しています。繰り返しますが、マインドフルネスはスキルであり、絶え間ない練習によって上達します。

●――マインドフルネスの治療メカニズム

　本書はマインドフルネスの実践ガイドであり、現時点で最新のニューロサイエンスやエビデンスの研究結果の論述が目的ではありません。しかし、マインドフルネスの治療メカニズムについては臨床場面でクライアントに説明する必要もあるので、以下に要約しておきます。マインドフルネスの科学的根拠については『マインドフルネス入門講義』（第5・6章）を参照してください。

　ピュア・マインドフルネスの原型ヴィパッサナー瞑想は、八正道の徳目、正念（sammāsati）として現在まで2,500年にわたり仏教圏で実践されてきました。正念、すなわちマインドフルネスによって体験を正しくありのままに理解することは古来から重視され、これの精進によって仏教徒は心身の安定をはかります。最新の画像診断や脳波学、行動科学などを用いた研究によると、マインドフルネスに伴うポジティブな影響、そしてその臨床適用には少なくとも次の5つのメカニズムが関係していると推察されます（**表❷**）。

```
1. 脱中心化
2. 情動調整
3. 自己概念の変化
4. デフォルトモード・ネットワークの変容
5. 内受容性気づきの高進
```

表❷――PTSD治療に有益なマインドフルネスのメカニズム

❖ 脱中心化

　パーリ文献によると，釈迦が瞑想修行によって結実させたことは，「どのようなことが起こっても，単にその体験を観察するにとどまり，その意味を追求したり，通常の反応にとらわれたりしない」態度でした（Blomfield, 2011, p.74 [引用者訳]）。これが脱中心化です。こころに生じた思考や感情，知覚されたことがらを単に「今，ここ」での気づきにすぎないとみなし，その内容については等閑します。あえて言うなら，「今，こういう考え（気持ち，ことがら）が脳裏をかすめた」という心的態度です。脱中心化は思考や感情にワンクッション置く役割を果たし，それによってマイナス感情や反芻思考，さらには疼痛，衝動なども抑制します（Sauer, & Baer, 2010）。抑うつに対するマインドフルネスの効果には，この脱中心化が作用します [▶16]（Gecht et al., 2014）。

　臨床場面での脱中心化は，誘導マインドフルネスのタッチ・アンド・リターンの「気づいたことはそのままにしておいて，呼吸に意識を向けるのです。考え，物音，感情，記憶……気づいたことはすべてそこに残して呼吸に戻ってください」という指示によって行ないます。思考や感情を「考え，考え」「気持ち，気持ち」と命名するラベリングも有効です [▶17]。体験されたことがらを無視せず，かつとらわれたりもせず，単に気づいては絶えず呼吸にリターンすることが脱中心化につながるのです。

❖ 情動調整

　情動調整とは文字通り，感情とそれに伴う身体反応の均衡をはかる機能のことです。情動調整は，問題を起こす状況に焦点を当てる「先行焦点型」と，発生したネガティブな情動に焦点を合わせる「反応焦点型」に大別できますが（Gross, 1998），マインドフルネスはもちろん後者に属します。ニューロサイエンスの見地からは，主に外側・背内側・腹側などの前頭前皮質，および前部帯状回皮質，島皮質といった部位が活発化することにより，不快感，心的葛藤，不安，うつなどが解消すると考えられます（Hölzel et al., 2011；Modinos, Ormel, & Aleman, 2010；佐藤，2002）。

　マインドフルネスによる情動調整で特に注目されるのは，訓練によって脳の機能的結合（functional connectivity）や組織構造（structure）に変化の生じることです。ノーマン・ファーブ（Norman Farb）たちの研究では，8週間のMBSR

によって前頭前皮質と島皮質との間に機能的な結合変化が見られました（Farb et al., 2007）。一方、マインドフルネス熟練者を対象としたセラ・ラザー（Sara Lazar）たちの研究では、マインドフルネス実践が島皮質の厚さの増加に関係することが示唆されました（Lazar et al., 2005）。こうした変化は神経可塑性（neuroplasticity）と呼ばれ、マインドフルネス実践が大脳の機能と組織に密接に関与し、その持続によって情動調整（およびそれ以外の効果）が維持できることを意味します（本書第2章参照）。

❖自己概念の変化

マインドフルネスの継続により、脱中心化や情動調整が恒常化すると自己概念も次第に変化しはじめます。我々は通常、「自己」というものを、一定の特徴や習性、パターン化された反応によって規定できる安定した概念とみなします。これは「内容としての自己」（Self-as-Content）と呼ばれます。マインドフルネスではこれとは対照的に「今、ここ」での体験を自己として捉え、ありのままを受け入れます。この結果、自己を恒常的なものとしてではなく、置かれた状況に応じて反応する、即時的な「文脈としての自己」（Self-as-Context）として認識するようになるのです（Fletcher, Schoendorff, & Hayes, 2010）。文脈としての自己という概念の底流に仏教思想の無常（*aniccā*）が流れていることは言うまでもありません。カール・ロジャーズ（Carl Rogers）は、「最高の状態にある人生とはつねに流動している体験であり、そこには何も静止することがない」（Rogers, 1961, p.27［引用者訳］）という有名な言葉を残していますが、これはまさに文脈としての自己を言い当てたものです。自己概念の変化はトラウマ治療をはじめ、マインドフルネスの臨床適用において重要な役割を果たします（本書第9章参照）。

❖デフォルトモード・ネットワークの変容

マインドフルネスの実践は自己概念だけでなく、デフォルトモード・ネットワークの変容とも関連します（Brewer et al., 2011）。デフォルトモード・ネットワーク（Default Mode Network：DMN）とは、脳が意図的なタスクに従事していない、いわば「通常時」の認知システム状態のことで、空想にふけったり、ぼんやりしたりしているとき、解離・雑念などに見られる脳機能の状態です

(Raichle et al. 2001)。脳の「アイドリング状態」と言ってよいでしょう。マインドフルネスではありのままのベア・アテンションが重視されることを考えると，DMNがマインドフルネスの実践と大きく関わることは明らかです。DMNの概念は，これまで難解とされてきた「非思量」や「不動智」といった，禅瞑想に独特とされる認知体験の理解に新しい手がかりを与えます（Hasenkamp et al., 2012；大谷，2014）。

　マインドフルネスの実践中に生じるこうした独特の変化は，日常生活でも維持されるようです。禅仏教でよく言われる平常心は，おそらくこれを意味したものでしょう。マインドフルネスを始めた人たちがよく，「最近周りのいろいろなことに気づくようになった」などと口にするのはその典型です。イスラエルのアヴィヴァ・バーコビッチ＝オハナ（Aviva Berkovich-Ohana）たちの実験ではわずか15分間のマインドフルネスでもその効果は終了後も維持され，しかもリラクセーションを実行したグループよりも心的機能の安定していることが判明しました（Berkovich-Ohana, Glicksohn, & Goldstein, 2012）。PTSDはDMN機能連合を不均衡にすることがわかっており（Sripada et al., 2012），マインドフルネスの奏功が期待されます。DMNは単に空想や雑念だけでなく，どうすることもできない過去の出来事（「あのとき，こうしてさえいられれば……」）や将来の懸念（「もし恐れていることが起こったら……」）などについてあれこれ想像する，一種の「シミュレーション」の役割を果たします（Kingsland, 2016）。反芻や省察（高野・丹野，2008）はこれによる現象で，さまざまな精神疾患と関わります（Whitfield-Gabrieli, & Ford, 2012）。DMNのパターンは個々の精神疾患によって異なりますが（Buckner, & Vincent, 2007），マインドフルネスの訓練によってDMNが変化するという事実は，臨床マインドフルネスの臨床効果を裏づけます。

　では，なぜマインドフルネスによるDMN変化がPTSDをはじめとする精神疾患に奏効するのでしょうか？　その回答としては，前頭前野皮質の実行機能活発化によるDMNの抑制を唱えるゲートウェイ仮説（the Gateway Hypothesis）が有力です（Burgess, Dumontheil, & Gilbert, 2007）。この説によると，反芻や不合理な思考などは後部帯状回（Posterior Cingulate Cortex：PCC）と密接に関わっているのに対し，マインドフルネスは背外側前頭前野皮質（the dorsolateral Prefrontal Cortex：dlPFC）における処理を可能にします。dlPFCは注意の集中

や理知判断といった認知反応をつかさどる部位で，CBTがねらいとする領域です。PCCからdlPFCへの変換において，眼窩前頭前皮質のブロードマン領域10（the orbitofrontal cortex Brodmann Area 10：BA10）と呼ばれる領域が「切り換えスイッチ」の役割を果たすことが，マインドフルネス長期実践者の画像診断からわかっています（Fox et al., 2014；Tang, Hölzel, & Posner, 2015）。要するに，マインドフルネスではBA10のメカニズムによって，DMNにからむ不健全な思考や感情を，dlPFCによる単に「今，ここ」での一時的な考えや気持ちに切り替えることが可能になるのです。さらに，dlPFCと島皮質（the insula）とが機能的に脱結合（decoupling）することから脱中心化が起こると推測されます。大まかですが，これがゲートウェイ仮説の概略で，MBCTはこのメカニズムを最大限に利用したアプローチです。

❖ 内受容性気づきの高進

　内受容性気づき（interoceptive awareness）とは身体感覚に対する繊細性のことをいい，マインドフルネスの継続によって高まるとされています。ニューロサイエンスの最新研究によると，これには自己概念の変化に関わる側頭頭頂接合部と呼ばれる脳領域が関与します（Farb, Segal, & Anderson, 2012）。自己に対する概念が身体感覚と密接に関連するという知見は，こころと身体の同一性を示すものであり，トラウマの理解と回復にとって重要な意味をもちます。ベセル・ヴァン・デア・コルク（Bessel van der Kolk），ロバート・スケア（Robert Scare），ピーター・レヴァイン（Peter Levine）といったPTSDの専門家たちが口をそろえてトラウマ治療における身体性を強調するのもこうした理由によります（Levine, 1997；Scare, 2007；van der Kolk, 2014）。

　ヴァン・デア・コルクは，「トラウマ被害者の回復には，まず身体感覚の理解とそれに慣れ親しむことが必要である」（van der Kolk, 2014, p.100［引用者訳］）と述べていますが，マインドフルネスによる内受容性気づきの高進もこの目的に適合します。さらにマインドフルネスによるボディスキャンやマインドフル・ウォーキングといったテクニックもトラウマ治療の一環となります。

●──まとめ

マインドフルネスは呼吸を中心にした気づきの操作により,「今,ここ」での体験をありのままに受容する体験です。これには,タッチ・アンド・リターンによる,(1) ウォームアップ,(2) 呼吸の気づき,(3) マルチモードの気づき,(4) 終了,という4段階のプロセスを用います。マインドフルネスをトラウマに適用する理由としてはさまざまな要素が考えられますが,主立ったものとしては,(1) 脱中心化,(2) 情動調整,(3) 自己概念の変化,(4) デフォルトモード・ネットワークの変容,(5) 内受容性気づきの高進,という5つが有力です。

註

1──Moshe P. Feldenkrais (1904-1984),物理学者。フランスのパリで,ノーベル賞を受賞したマリー・キュリー (Maria Skłodowska-Curie) の実験に貢献したが,ナチスの迫害から逃れるために渡英し,身体理学療法として著名なフェルデンクライス・メソッド (the Feldenkrais Method) を創始した。パリ滞在中,講道館柔道の嘉納治五郎に出会い,直接教えを受けたたことが彼の整体観と治療法の確立に大きな影響を与える。ノーマン・ドイッジ (Norman Doidge) は神経可塑性 (neuroplasticity) の観点から,彼のアプローチを絶賛しています (Doidge, 2015)。

2──マインドフルネスが米国においてニューロサイエンス分野の重要トピックとして認められるに至った過程,および生理神経学視点にから見たマインドフルネスの特質については,リチャード・デーヴィッドソン (Richard Davidson) の研究チームのメンバーであり,同時に被験者として様々な画像診断プロジェクトに参加した,細胞遺伝学者でチベット仏教僧のマチュー・リカード師 (Matthieu Ricard) の最新刊 *Altruism* (Ricard, 2015) の第21章 "Training the Mind : What the cognitive sciences have to say" (pp.247-259) に概要が述べられています。

3──仏教心理学の観点からは,マインドフルネスは受 (vedanā／受動的感覚) における知覚と関わり (蓑輪,2008),これに続く,想 (saññā／表象 [イメージ]),行 (sankhāra／能動的意思),および識 (viññāṇa／対象認識) は排除されます。これら5つの心的作用は五蘊 (khandha) と呼ばれ,各々の概念については『マインドフルネス入門講義』の第2章・註6で解説しました。認知心理学のメタ認知と五蘊の関連については Kuan (2012) の論考が参考になります。メタ認知は能でも重視され,世阿弥はこれを「離見の見」と表現しました (西平,2009)。世阿弥の思想を心身変容技法の観点から俯瞰するという大胆な論考を試みた鎌田東二は,「かくして,能にも,[…] 意図的に抑制された動きを通して,脳内から神経を通して心

身全体が変容していくシステムが，その舞踏技法の中に『心身変容技法』として組み込まれている」（鎌田, 2016, p.178）と述べています。メタ認知にせよ，意図的な動作にせよ，能に代表される舞踊，ひいては武道やスポーツ全般に関わる身体知にはマインドフルネスに十分通じるとみなしてよいでしょう（増田・中井, 2016；諏訪, 2016）。

4──「覚触」は多様性に富む概念ですが，ここではマインドフルネス実践中に生じる身体感覚に注意を向ける意味で用いました。禅仏教から見た覚触については鈴木覚禅師による優れた論考があります（鈴木, 1977）。

5──マインドフルネスによる「ありのまま」の気づきが受（vedanā）に相当し，分別や判断といった認知機能を作用させないという事実は，マインドフルネスを活用する「第三世代」の認知行動療法が，これまでの「不合理な考え」の認識とその変容を中心とした「第二世代」の認知行動療法とは原理的に対峙することを示します。筆者にはマインドフルネスが禅の「不立文字」を象徴しており，従来の認知行動療法が聖書の「はじめに言葉ありき」（ヨハネ伝1.1）の踏襲であると思えてなりません。

6──仏教瞑想，マインドフルネス全般についてはBrown, Creswell, & Ryan（2015）と蓑輪（2008, 2015）の参照を薦めます。マインドフルネスと仏教との関連，特にテーラワーダ仏教におけるヴィパッサナー（vipassana）瞑想およびサマタ（samatha）瞑想と古代インドにおける瞑想手段との関わりなど，より専門的な内容についてはKing（1980）の著作が優れています。一方，仏教八正道の徳目とされる正念が現在のマインドフルネスとなるまでの変遷過程についてはBraun（2013）の労作が役立つでしょう。マインドフルネスのニューロサイエンス的特色について興味のある臨床家には，Treadway, & Lazar（2009）がよくまとまっており，お薦めできます。

7──サマタとヴィパッサナーは，それぞれ止観と観想とも呼ばれ実践されています。

8──上座部仏教と大乗仏教における瞑想の比較考察は，蓑輪（2015）に詳しく検討されています。

9──「思いやり瞑想」（Compassion Meditation）と呼ばれることもあります。

10──タッチ・アンド・リターンおよびその他のマインドフルネス実践のテクニックについては，『マインドフルネス入門講義』第8章に解説しました。

11──禅瞑想における座り方，および経行の行い方については，藤田一照師が具体的に解説しています（藤田, 2012, pp.391-432）。

12──背中の伸長が禅瞑想に及ぼす効果については実験研究によって最近確認されました（小室, 2016）。ちなみに禅瞑想では「舌先を，上あごの歯の内側付け根に軽くつけ」ることが奨励されますが（藤井, 2016, p.42），上座部仏教圏の文献にはこうした記述は見当たりません。

13──仏教学者のギル・フロンスダル（Gil Fronsdal）は，マインドフルネスを説示する仏典に"parimukham"というパーリ語が用いられていることを指摘し（Fronsdal, undated, p.3, footnote 24），これが口元または顔面を意味する言葉であると解説しています。このことからマインドフルネス実践では，目を閉じても瞼の内側を見つめ，鼻先に注意を向けることにより，目醒めていることが重要と解釈することは十分に可能です。

14——マインドフルネスのニューロサイエンス研究の第一人者リチャード（リッチー）・デーヴィッドソンはクライアントに時間を選ばせ，それを30日間続けるように指示すると述べています（Harris, 2016）。モチベーション維持の観点からすると賢明なアプローチです。

15——中部経典（中阿含経）10, 118, 長部経典（長阿含経）22, 相応部経典（雑阿含経）54に記されています。

16——最新のニューロサイエンス研究によると，腹内測前島皮質（vmPFC）と島（the insula）の機能的脱結合（functional decoupling）が脱中心化の神経メカニズムであろうと推察されています（Kirk et al., 2014）。マインドフルネスと比較されることの多い催眠トランスでは，これとは正反対のパターンが見られるのは興味深い現象です（Jiang et al., 2016）。

17——タイのスカトー寺で副住職を務め，瞑想指導で知られるプラユキ・ナラテボー（Pura Yuki Naradevo）師が，ラベリングによって不安の生じることがあると指摘している通り，クライアントの反応を観察することが必要です。

2 トラウマの本質と諸相

> 残虐な行為に対する通常の反応は，それを意識から抹殺することである。社会の掟を破る行為には凄惨すぎて言葉にならないものがある——**言葉を失う（unspeakable）**という表現はこれを表わす。［…］トラウマ体験者にとっての心理的苦痛は，言葉にならない隠しごとに注意を向けると同時に注意を逸らすという症状である。それが顕著になると，トラウマ体験者は麻痺感情と再体験を繰り返すことになる。
>
> （Herman, 1997, p.1 ［強調原文／引用者訳］）

> レイプは睡眠と記憶をむしばむ犯罪である。旧式のカメラで撮影された写真のネガのように，残像はこびりつき，もはや変わることがない。
>
> （Conroy, 2002, p.415 ［引用者訳］）

マインドフルネスとは何かについて論じた第1章に続いて，本章ではトラウマについて解説します。トラウマの本質，理論，症状，診断などについてはすでに多くの優れた著作が刊行されているため（たとえば，Herman, 1997；森, 2005；van der Kolk, McFarlane, & Weisaeth, 1996など），ここでは筆者がこれまでの臨床経験から学んだことをまとめてみることにします。トラウマ体験には，本書で取り扱う心的外傷後ストレス障害（Post-Traumatic Stress Disorder：PTSD）以外にも解離性同一性障害（Dissociative Identity Disorder：DID）をはじめとする解離性障害がありますが，これについて本書では触れないものとします［▶1］。トラウマ体験は，PTSDや解離性障害の基準は必ずしも満たさなくても，痛烈な挫折体験につながります［▶2］。

●──トラウマの定義

　まずトラウマの定義から解説を始めましょう。DSM-5（American Psychiatric Association［APA］，2013［以下すべて引用者訳］）の外傷後ストレス障害（Post-traumatic Stress Disorder：PTSD）のページを開くと，「実際の死または死の恐怖，深刻な怪我，もしくは性的暴力に直面すること」という記述が見当たります（APA, 2013, p.271）。金吉晴はこれを，「具体的な出来事を列挙することによって出来事の定義の曖昧さを軽減している」と解釈していますが（金, 2012, p.1034），残念ながらこの定義はトラウマの発生条件の列記にすぎず，肝心のトラウマの本質が曖昧になっています。これでは定義になりません。数々の文献に記されたトラウマの定義に共通する要素を分析すると，**自己の物体化（objectification）**と**基本的価値観の歪曲（deformation of fundamental values）**に要約できます（Goodwin, 1988；Herman, 1992；Marx, Heidt, & Gold, 2005；Spiegel, 1988, van der Kolk, 2000）。自己の物体化とは自由，意思，価値観，尊厳といった**人間性の剥奪**であり，**非力感（powerlessness** もしくは **helplessness）**［▶3］に打ちのめされた状態です。この状態が持続すると**個人の自己概念，他人への信頼，世界観などそれまで疑うことのなかった基本的な価値観が歪みます**。これが定着してPTSDとなるのです。ジュディス・ハーマン（Judith Herman）は，トラウマ体験には孤立（isolation）と非力感が付きまとうと述べていますが，これは自己物体化と基本的価値観の変化についての的を射た指摘です（Herman, 1997）。トラウマには数々の身体精神症状が伴い，それらの特徴に応じてPTSD，急性ストレス障害（Acute Stress Disorder：ASD），解離性障害（Dissociative Disorders）などの障害に分類されます。

　DSM-5はトラウマの発生条件を列記していますが，筆者はこれらを次の4種類の体験に分類しています（**表❶**）。

1. 被害体験（災害，事故，暴力）
2. 間接体験
3. 加害体験
4. 自責（shame）体験

表❶ ── トラウマ発生に関わる4種類の体験

❖被害体験

　トラウマの大半は，災害に見舞われた，事故にあった，暴力を受けた，などという被害体験によって発生します（Breslau, 2009 ; Murray, Ehlers, & Mayou, 2002 ; Neria, Nandi, & Galea, 2008 ; Ursano & Norwood, 2008）。DSM-5は「トラウマとなる出来事の直接体験」（APA, 2013, p.271）として，「戦争，暴行およびその脅威，性的暴行およびその脅威，誘拐，人質，拷問，テロ攻撃，自然災害，重大な交通事故」などの例を掲げています。これら以外にも「命の別状にかかわる病気，医療行為中の出来事（麻酔不全，アナフィラキシーなど）」もトラウマとなることがあるとも記します（APA, 2013, p.274）（Alter et al., 1996 ; Bennett & Brooke, 1999）。これらはすべてハーマンの言う「言葉を失う」体験ですが，被害体験には**実際の被害を受けた場合のみに限らず，それが起こると予期した場合も含まれます**。エンジントラブルで墜落した飛行機に乗っていたけれども助かった場合が前者，墜落こそしなかったものの危機一髪の状態で着地した場合を後者と考えるとわかりやすいでしょう。これは事故や暴力についても同様です。要は**被害にまつわる恐怖感の体験**がトラウマになるのです。

❖間接体験

　トラウマは直接の被害体験だけでなく，間接的な経験によっても誘発されます。つまり**トラウマを目撃したり，聞いたりすることによっても起きる**のです。これは二次的心的外傷ストレス（secondary traumatic stress），代理性心的外傷ストレス（vicarious traumatic stress），時には共感疲労（compassion fatigue）[▶4]などとも呼ばれます（Stamm, 1999）。DSM-5はこれを，「他人に生じたトラウ

マを直に目撃すること」(APA, 2013, p.271)，および「トラウマが親しい家族や友人に生じたと知らされること」(APA, 2013, p.271)と記述し，「大事故，通常ではない死，他人への性的暴力，知人や家族へのDVまたは事故，自殺」といったことがらも挙げています（APA, 2013, pp.274-275）。近年TwitterやFacebookといったソーシャル・ネットワーキング・サービス（SNS）やYouTubeなどの普及により，災害や事故，さらにはテロリストによる暴行や殺人行為などの生々しい映像がアップロードされますが，これらを閲覧することがトラウマにつながることは想像に難くありません［▶5］。同様のことは警察官，救急医療従事者（大塚・松本，2007），メンタルヘルス・ワーカー（Collins & Long 2003；池埜，2000；Neumann & Gamble, 1995；Pearlman & MacIan, 1995），犯罪や事故などを報道するジャーナリストにも当てはまります（Jenkins & Baird, 2002）。もっとも極端な例としては，死刑執行に立ち会う法務官や裁判官，それを見届ける証人やジャーナリストにトラウマの生じることが知られています（Freinkel, Koopman, & Spiegel, 1994；Gil, Johnson, & Johnson, 2006）。これらはすべて間接体験によるトラウマです。

✥ 加害体験

前項で触れた死刑執行の場合，単に目撃による間接体験だけでなく，職種や役割（執行官，裁判官など）による**加害者意識がPTSDを引き起こす**とも考えられます。こうしたトラウマ体験は加害誘発トラウマティック・ストレス（perpetration-induced traumatic stress）（MacNair, 2002）と呼ばれ，犯罪や暴行はじめ，戦闘，交通事故，何らかの罪を犯した人たちに発生することが報告されています（Baucom et al., 2006；Dutton, 1995；Moses, 2001）。そのもっとも極端な例が戦争やテロリズムに関わる加害体験で（Henning & Frueh, 1997），ベトナム戦争でソンミ村虐殺事件に加担した元兵士たちの証言がこれを裏づけています（Haley, 1974；Lifton, 2009）。DSM-5は加害体験を診断基準に加えていませんが，全般的リスクおよび予後要因として，「軍人の場合，加害者になること，残虐行為の目撃，敵の殺害」という記述が見受けられます（APA, 2013, p.278）。

✥自責（shame）体験

　トラウマの誘因となる4番目の要素は自責（shame）体験です（Dorahy et al., 2013 ; Yehuda, 2002）。"shame" は通常「恥，羞恥，不名誉」などと訳されますが，これは英語のニュアンスから外れています。日本語の恥とは「**世間体を意識した時に**，ばかにして笑われるのではないかと思われるような欠点・失敗・敗北・言動など（を自省する気持ち）」（三省堂『新明解国語辞典 第7版』［強調引用者］）と定義され，**周囲の目を気にする社会的概念**です［▶6］。これに対し，英語の "shame" とは "a painful emotion caused by the awareness of having done something wrong or foolish"（**悪いことや馬鹿なことを行なったという自覚から生じる心痛**）（*American Heritage Dictionary of the English Language*, 5th edition）であり，**モラルや道徳観に反したことの自覚から生じる自責の念**の表明です。「やってはならないことをしてしまった」「なすべきことを実行しなかった」「人の道に背いた」といった認識であり，取り返しのつかない嘘をついた，汚職や不倫，カンニングを行なったなどといった行為がこれに当たります［▶7］。言い換えると，**良心の呵責にさいなまれる体験がPTSDの原因となるのです**。先の加害体験も自責（shame）に起因すると考えられます。DSM-5は自責（shame）がトラウマに伴うことは認めていますが，トラウマの原因になることについては言及していません。

　自責（shame）体験によるトラウマの例として，筆者は次のようなケースを知っています。2001年9月11日に発生した米国同時多発テロでは，ニューヨークの世界貿易センタービルが破壊されました。この直後，米国連邦緊急事態管理庁（Federal Emergency Management Agency : FEMA）の専門救助隊員の一人は日夜，生存者の捜索に当たっていました。あるとき幼児の亡骸を見つけたのですが，どうしても手が届かず，安全上の懸念もあり，ついに救出を諦めざるをえませんでした。任務を終えて，敷地内から外に出たとたん，道の両側に並んでいた数百人の市民から星条旗を振りながら，「ご苦労さま，ありがとう！」「あなたはヒーローだ，ありがとう！」といった声援と歓呼のどよめきが湧き起こりました。このとき「あぁ，自分はなぜあの子を見捨てたのだろう」という考えが脳裏に浮かび，号泣したと言います。これ以来，この救助隊員は痛烈な自責の念に悩まされ，ついにクリニックを訪れたのでした［▶8］。トラウマ研究の草分け的存在ロバート・ジェイ・リフトン（Robert Jay Lifton）［▶9］はこの心

理を,「一番辛いのは何もできないと感じるとき,二番目はひょっとしたら何かできたのではないかと**後から**思い起こすとき」と説明していますが,これは自責(shame)の本質を見抜いた鋭い洞察です(Lifton, 2011, p. 262［強調原文／引用者訳］)。

　トラウマが加害者意識も含めた自責(shame),すなわち良心の呵責によって誘発されるという事実は,DSM-5の「実際の死または死の恐怖,深刻な怪我,もしくは性的暴力に直面すること」といった,**単に被害体験や恐怖感のみを核心とみなす定義が十分ではない**ことを表わします。**状況によっては個人の基本的価値観を揺るがす体験がトラウマになるのです**［▶10］。トラウマと自責(shame)の関連は,実はDSM-5出版の4年前に指摘されていたのですが,残念ながらDSM-5には採択されませんでした(Budden, 2009)。自責(shame)は抑うつ的反芻(rumination)の誘発要因となりやすく,マインドフルネスによる緩和はトラウマ治療［▶11］において重要なポイントになります。

●——トラウマ反応の特徴

　トラウマは身体と精神機能との両方に影響を及ぼし,その幅広さから「症状の総合商社」と言っても過言ではありません。具体的な病状はDSM-5に記載されていますが,トラウマから生じるPTSD症状には次の特徴があります(**表❷**)。

1. 解離
2. 侵入と回避
3. 「すわった鴨症候群」
4. 大脳生理・機能変化

表❷——トラウマ反応の特徴

❖解離

　解離の本質は複雑で，現象面からみた「正常解離」と「病的解離」(Waller, Putnam, & Carlson, 1996) という区分，人格に及ぼすインパクトにより「第一次構造解離」から「第三次構造解離」(解離性同一性障害 (DID)) までの3段階に分割する構造モデル (van der Hart et al., 2004)，トラウマ独自に伴う「トラウマ解離」(dissociation in trauma) (Nijenhuis, & van der Hart, 2011) などの概念がこれまでに提案され，専門家の間で丁々発止の論議がなされています。他方，臨床面からは**解離とトラウマとは不即不離の関係**にあるとされ（池田・岡本，2013），「意識，記憶，アイデンティティ（自己認識）[▶12]，情動，知覚，身体表象，身体運動の制御，行動の中断または休止」とDSM-5は記述しています（APA, 2013, p.291）。またトラウマ発生時に生じる**周トラウマ期性解離 (peritraumatic dissociation) はPTSDと密接に関連する**ことが知られており [▶13]，慎重なアセスメントが必要です（Briere, Scott, & Weathers, 2014 ; Koopman et al., 1995）。

　解離は通常，情動麻痺，健忘，アイデンティティ変化，意識変容など，主に心理反応として理解されがちですが，上述したDSM-5の定義にも含まれるように身体にも影響を及ぼします。2013年，中国四川省で起きた大地震（マグニチュード7）に被災した青少年1,116名を対象とした予後調査では，不眠障害（83.2%），疲労倦怠感（74.4%），胃痛（63.2%），めまい（58.1%），頭痛（57.7%）が主訴を占めており，おおむねPTSDの症状だとみなされています（Zhang et al., 2015）。オランダの心理学者エレット・ネイエンフーイス (Ellert Nijenhuis) は身体解離 (somatic dissociation) の概念を提唱し，「排尿に困難を感じる」「物音が遠くに聞こえる」「身体，またはその一部が麻痺する」「しばらく音が聞こえない」「しばらくものが見えない」「ふだんよりも味覚が増した（落ちた）」など20項目からなる身体解離質問表 (Somatic Dissociation Questionnaire : SDQ-20) (Nijenhuis, 2001) を作成しました。マインドフルネスではこころと身体の両面の気づきが強調されることから，解離の治療に適した技法と言えるでしょう。

❖ 侵入と回避

　トラウマに伴う典型的な心理反応には，イメージや考え，感情，感覚などが強迫的に交錯する**侵入症状**（**intrusion symptoms**）と，逆に解離や麻痺が主となる**回避症状**（**avoidance symptoms**）とがあります（Horowitz, 1983）。侵入症状の典型はフラッシュバック，過覚醒（hypervigilance），驚愕反応，睡眠障害（特に悪夢），反復思考，集中困難，感情発作などです。これに対し，回避症状としては呆然反応，選択的無頓着，健忘，現実把握困難，感情麻痺，意識狭窄などが挙げられます［▶14］。これら以外にも，トラウマの再体験恐怖，自制心を失う不安，自己の脆弱性に対する憤り，生存したことへの罪悪感や自責（shame），喪失に対する憂い，などといった症状が繰り返し起こることも少なくありません。侵入・回避反応は個人によって異なり，マインドフルネス治療に先立ち**クライアントを苛ませる症状を特定する**ことがMB-POTTを含む段階的治療の原則です（Horowitz, 1983）。

❖「すわった鴨症候群」（"the sitting duck syndrome"）

　「すわった鴨症候群」（"the sitting duck syndrome"）とはあまり耳にしないフレーズかもしれませんが，英語で"sitting duck"と言えば「攻撃や危機に対して無防備な人や状況」を意味し，日本語の「カモにする」に類似する表現です。トラウマ領域では**過去のトラウマ体験から再犠牲化を強いられやすくなった状態**を示す用語として，リチャード・クラフト（Richard Kluft）によって提唱されました（Kluft, 1990）。自宅で虐待される児童が学校でもいじめられやすいことや（Fekkes et al., 2006 ; Schwartz et al., 1998），PTSDや解離性障害を発症した性的トラウマ体験者のなかに幼児期の虐待体験の多い事実を考慮すると，きわめて妥当な概念です［▶15］。

　クラフトによると「すわった鴨症候群」には，(1) 深刻かつ広範囲にわたる症状，(2) 歪んだ観察自我と認知低下，(3) 対人関係トラブル，(4) 将来のトラウマに対する脆弱性とトラウマ症状の反復，という4つの特徴が見られます（Kluft, 2011）。PTSDのクライアント全員に起こるわけではありませんが，それぞれの項目について慎重に見立てることは治療を促進させるうえで有益となります。

❖大脳生理・機能変化

　トラウマのインパクトは単に心理反応や行動パターンだけでなく，大脳機能や構造，デフォルトモード，神経ホルモンなどにも現われます（Angelucci et al., 2014 ; Arnsten et al., 2015 ; Bremner et al., 2007 ; Sripada et al., 2012）。このテーマについてはすでに膨大な数の研究が報告されており，本書で扱う分量を超えますが，主として海馬，扁桃体，大脳基底核，前頭前野皮質への関与が顕著です。体験による神経システムの変化は神経可塑性（neuroplasticity）と呼ばれ，マインドフルネスのもたらすプラス要因の可塑性変化については『マインドフルネス入門講義』で論じました（大谷，2014）。トラウマ体験による大脳変化がマイナス要因であることは言うまでもありませんが，マインドフルネスに伴う情動調整や注意集中向上，感情と思考の脱中心化，自己概念の変化といった治療要素が神経可塑性と深く関わる事実を考慮すると，PTSDによる大脳機能および構造変化を修復させることも十分可能と推察できます。これは今後の臨床研究に課せられた重要なテーマのひとつです［▶16］。

●──トラウマ治療のモデルとエビデンス

　本書の主題はマインドフルネスを積極的に活用するマインドフルネス段階的トラウマセラピー（Mindfulness-Based Phase-Oriented Trauma Therapy : MB-POTT）です。モデルの詳細は第4章から第9章で解説しますが，その前に，現時点で実践されているPTSDの治療モデルとその効果について俯瞰しておきましょう。プレシラ・ダス＝ブレイルズフォード（Priscilla Dass-Brailsford）はトラウマ治療の主流として，短期力動療法，認知行動療法（Cognitive Behavior Therapy : CBT），Eye-Movement Desensitization and Reprocessing（EMDR），段階的治療（Phase-Oriented Therapy），セルフトラウマモデル，薬物療法の6種を挙げています（Dass-Brailsford, 2007）。このリストにある段階的治療はMB-POTTの基盤となるものです（本書第3章参照）。

　短期力動療法は「トラウマの再現」，いわゆるカタルシスによってトラウマへのとらわれからの回復を目指します。ジークムント・フロイト（Sigmund Freud）の提唱によって知られるようになった技法ですが，再トラウマ化の危険をはら

むことから臨床に際しては慎重を要します (van der Hart, & Brown, 1992)。CBTではさまざまなテクニックが活用され，なかでもPTSD治療では持続エクスポージャー (Prolonged Exposure : PE) が広く用いられます。持続エクスポージャーは眼球運動により脱感作をはかるEMDRと比較しても，臨床エビデンス見地からは両者同等と思われますが (Lee et al., 2002 ; Rothbaum, Astin, & Marsteller, 2005)，治療に要される時間とクライアントへの負荷はEMDRのほうが勝っているという結論が導かれました (Ironson et al., 2002)。セルフトラウマモデルは，トラウマ理論にCBTとハインツ・コゥハット (Heinz Kohut) [▶17] の自己心理学 (Self Psychology) を統合させたアプローチです。治療のねらいはトラウマ反応と記憶，認知システム，対人スキーマ，情動調整スキルの修復とされます (Briere, 2002)。薬物療法については本書の範疇外ですが，症状に合わせた薬剤の使用が心理治療に大きく貢献することは明らかです (Stein, Ipser, & Seedat, 2006)。

　しかし，こうした治療法のエビデンスは確立されているのでしょうか。米国退役軍人省 (United States Department of Veterans Affairs : VA) が2011年に公表した資料を見ると，持続エクスポージャー，EMDR，認知処理療法 (Cognitive Processing Therapy) の3つのみが，エビデンスの確立されたPTSD治療アプローチとしてリストアップされています (表❸参照) (U.S. Department of Veterans Affairs, 2011)。各々の効果量はいずれも1.8を上回る大きな数値で，表中の「トラウマ以外の治療」の効果量 (0.79) に比較しても，これらの有効性は明瞭です。しかし注目に値するのは「治療なし」の0.42という数値です。これは中規模を示す効果量で，抑うつに対するマインドフルネス・ストレス低減法 (MBSR) の効果量が0.26〜0.49であることを考慮すると驚くべき数値です (大谷，2014, p.115)。もちろん見方によっては，PTSDが時間とともに自然治癒を裏づけているとみなす主張もあるようですが，この解釈に抵抗を覚えるのは筆者だけではないでしょう [▶18]。

　上記のエビデンスは退役および現役軍人を対象とした分析結果ですが，同様の結果は犯罪，性的虐待，自動車事故などによるトラウマ全般の治療エビデンスにも見られます。2005年に発表されたレベッカ・ブラッドリー (Rebekah Bradley) たちの調査では，PTSDを対象にしたエクスポージャーとEMDRの効果量は1.57および1.43，CBTは1.65，治療なしは0.35でした。特定の臨床テ

クニックを用いない支持的療法にも中程度の効果が見られましたが（0.59），無治療よりほんの少し高いレベルにとどまりました（Bradley et al., 2005）。こうしたエビデンス検証から，トラウマにはEMDRとCBTによる治療が最適であると結論づけられます。

治療アプローチ	効果量
持続エクスポージャー	1.91
EMDR	1.89
認知処理療法	1.81
トラウマ以外の治療	0.79
治療なし	0.42

表❸ —— PTSD治療のエビデンス（U.S. Department of Veterans Affairs, 2011より）

では肝心のマインドフルネスのエビデンスはどうでしょうか［▶19］。残念ながら，PTSDに対するマインドフルネス適用は歴史の浅いことから，今のところエビデンスは確立されていません（例 Dutton et al., 2013 ; Frye & Spates, 2012 ; Kearney et al., 2012）。最近公表された，ランダム化を用いたMBSRの研究では，PTSDの主症状（抑うつ，行動の活発化，全般的精神状態）に対して有意義な効果が確認され，約半数（47.7％）のトラウマ体験者に症状の改善が見られました（Kearney et al., 2013）。さらに，2015年の米国医師会ジャーナル（Journal of the American Medical Association : JAMA）に掲載された，116名の帰還兵を対象としたランダム化によるMBSRの研究結果では，治療開始2カ月後でもトラウマの寛解には至りませんでしたが，「軍人のPTSDに対してMBSRは効果が見られる。しかしながら症状緩和の平均値は中程度である」という結論が導かれました（Polusny et al., 2015, p.456［引用者訳］）。認知，情動，生理，自己概念の諸領域におけるマインドフルネスの一般的効果，DBTやACTといった第三世代の認知行動療法におけるエクスポージャーとしての役割を考慮すると，現時点でのトラウマに対するマインドフルネスの効力は未確定ではあるものの，多分に期待できるとみなすのが妥当です［▶20］。

◉——まとめ

　PTSDや解離性障害の原因となるトラウマの中核症状は，自己の物体化とそれによる基本的価値観の変容です。一般には生命や身体の安全を脅かす被害体験がトラウマ反応を引き起こすと考えられがちですが，PTSDはこれ以外に，間接体験，加害体験，そして良心の呵責による自責（shame）体験によっても生じます。トラウマ反応の特徴としては，解離，侵入と回避，「すわった鴨症候群」，大脳変化が挙げられ，治療エビデンスは持続エクスポージャーを含めた認知行動療法とEMDRが圧倒的な有効性を示しています。ただし，第三世代の認知行動療法のコンポーネントであるマインドフルネスのエビデンスは現在のところ未確定ですが有望と思われます。

註
1——DSM-5では「トラウマとストレッサー関連障害」（Trauma and Stress-Related Disorders）のサブタイプとして「解離タイプ」が新たに導入されましたが，解離とマインドフルネスの関係は現在のところ不明なことから，これに関する論議はあえて割愛することにしました。なお急性ストレス障害（Acute Stress Disorder : ASD）はPTSDに準じる障害であることから，マインドフルネスの適用は可能です。
2——トラウマが深刻な挫折体験となりPTSDに類似したうつや不安症状を起こすことについては，2016年10月2日東京大学・下山晴彦ゼミで行なわれた事例研究で，精神科医・原田誠一氏のコメントから学びました。
3——日本語のトラウマ文献では「無力」という訳語が通常用いられますが，無力とは「体力・勢力・資力・働きなどがないこと（様子）」であり，〈有力〉の対義語として定義されます（三省堂『新明解国語辞典 第7版』）。これに対し，トラウマの自己物体化がもたらす "powerless" とは "not producing an intended effect"（期待する効果を出せないこと），"helpless" とは "unable to help oneself ; weak or dependent"（自分自身でどうしようもできないこと，弱さ，または依存）を意味します（*The Free Dictionary by Farlex*）。こうしたニュアンスの相違から，本書では無力ではなく「非力」（何かをするのに必要な力がない様子）という訳語を当て，統一しました。
4——ただし共感疲労には「バーンアウト」すなわち燃え尽き症候群も含まれ，必ずしもトラウマだけには限りません（佐藤，2012）。
5——間接体験によるトラウマは自責（shame）体験と重なることもあります。たとえば，駐車場で進行しつつある，拳銃による心中事件をカメラモニターで観察しながら，現場に急行する警察官たちに指示しなければならなかった警察官を筆者は知ってい

ます。この警察官は、モニターで殺人と自殺未遂の両方を目撃したのみならず（間接体験），自分の連絡がもう少し適切であれば未然に事件を防げたのではないかという自責（shame）からPTSDを発症しました。トラウマ体験の複雑さを物語るケースです。

6──国語学の権威，故大野晋博士の『類語国語辞典』では，「恥」を「面目を失うこと〈辱〉」と定義し，「恥辱──名誉を損なうこと」のカテゴリーに記載されています。この分類からも日本語の「恥」が社会的行為からの逸脱に関わることは明確です。

7──*Random House Kernerman Webster's College Dictionary*には"shame"の用例として"one feels shame at being caught in a lie"（嘘がばれて自責を感じる）という例文が載っています。

8──この感情は自責（shame）ではなく罪悪感（guilt）ではないか，という疑問がここで生じるかもしれません。罪悪感（guilt）と自責（shame）にはたしかに共通要素がありますが，罪悪感（guilt）が「悪いことをした」という善悪の判断にもとづくのに対し，自責（shame）は「自分のしたことは許すことができない」という引責の判断によるもので，この点において異なります。なお，罪悪感（guilt）がトラウマになることもあり，事故や犯罪などの生存者に見られるトラウマがこれにあたります（渡邊，2009）。

9──米国の精神医学者，活動家，著述家（1926〜）。中国共産党による思想改造，広島原爆被災者のトラウマ体験，ナチス医師による虐殺の研究などをテーマとする著書が多数あります。被爆者のインタビューから，トラウマがもたらす集団解離反応を「心的麻痺」（psychic numbing）と命名したことでも知られます。本文中の引用は，ヒトラー政権下，反ナチスの立場を通しながら医療活動を続けた医師がやむをえずナチス党員の治療に当たらねばならなかった経験を語ったときの言葉です。

10──"Shame"は信頼関係の「裏切り」からも生じることがあります。セクハラやパワハラ，マタハラなどといったハラスメント，いじめ体験，さらには近親相姦，セラピストとクライアントとの性的関係などが含まれます。これらは，**対人関係において背信行為を受けた（行なった）という自覚が"shame"になる**と考えられるからです。ビレルとフロイドたちはこれを裏切りトラウマ（betrayal trauma）と名づけて鋭い考察を試みています（Birrell & Freyd, 2006）。自責（shame）がトラウマ全般と密接につながることから，筆者は**良心の呵責がPTSDの核心である**とみなしています（大谷，2006）。

11──トラウマ治療(trauma treatment)はトラウマによって引き起こされる症状（symptom）と課題（issues）からの回復を意味し，本書では以下PTSD治療と同義で用います。

12──アイデンティティ（identity）は「自我同一性」と難しい言葉に訳されますが，この用語は学術的で，ともすれば衒学的にさえ響きます。英語本来の意味は「自分は誰か」「身分証明」という意味の日常用語であり，これを略してIDとなります。そのため本書ではアイデンティティ（自己認識）という平易な言葉を用いることにしました。

13──トラウマの専門家の間では，周トラウマ期性解離とPTSDの相関関係はエビデンス確立に至っていないという主張のあることも指摘しておきます（Candel & Merckelbach, 2004）。

14──トラウマが極限に達した状態では，回避症状のみならず大脳の実行機能（the executive function）が停止し，「夢遊状態」「歩く屍」といった状態の発現が報告されています。これを「心的麻痺」（psychic numbing）と命名したのは，註9で触れた広島原爆被災者の面接調査に携わった若き精神科医で，後にサイコヒストリアン（精神史研究家）として活躍する碩学ロバート・ジェイ・リフトンでした（Lifton, 2009）。彼の心的麻痺についての見解，および調査にあたって彼自身が体験することになる間接トラウマについては，最近出版された自叙伝に記載が見られます（Lifton, 2011, pp.127-131）。

15──トラウマによる再犠牲化のエビデンスについては本書第8章で改めて検証します。

16──トラウマ分野で期待されるもうひとつの重要な研究テーマは，細胞内のテロメア（telomeres染色体末端粒子）や遺伝子との関わりです。テロメアは加齢に関与する要因とされ，PTSDではテロメアの長さが縮小し，マインドフルネスはこれを保護すると報告されています（Malan et al., 2011 ; Schutte, & Malouff, 2014）。他方，遺伝子についてはエピジェネティクス（epigenetics）と呼ばれる概念が注目を集めています。トラウマ体験はストレスホルモンのグルココルチコイド（glucocorticoid）受容体の遺伝子に影響を及ぼすことから，本人だけでなく子孫にまでインパクトを与えかねないという説です。PTSDとエピジェネティクスの関係については，ナチスによるユダヤ人大量殺戮（ホロコースト（holocaust））の生存者とその次世代家族の研究によって徐々に明らかにされつつあります。詳細はこの分野の第一人者レイチェル・イェフーダ（Rachel Yehuda）の諸論文（Bowers & Yehuda, 2015 ; Yehuda et al., 2014 ; Yehuda et al., 2015），およびアンソニー・ゼイナス（Anthony Zannas）たちの総論（Zannas, Provencal, & Binder, 2015）が参考になります。

17──Kohutは日本語で「コフート」と表記されますが，これはローマ字読みによる明らかな誤りです。この読み方では欧米人のみならず，生前のKohut自身にも通じないと思われますので，原語に正確に「コゥハット」と記しました。

18──リストにはPTSDに対する抗うつ薬とプラセボ効果の効果量も示され，それぞれ1.64および1.2となっています。後者のプラセボ効果がその他の治療法（0.79）よりも高い効果を示すのはきわめて興味深いですが，これは薬剤投与に関する認知作用の影響を裏づけるデータです。

19──マインドフルネスおよびそれを活用した第三世代の認知行動療法のエビデンスについては『マインドフルネス入門講義』の第6・7章に詳述しました。

20──マインドフルネス瞑想は，アカデミー賞受賞映画「カンボジアの悪夢」（"*Killing Fields*"）で注目を浴びた，ポルポト政権による蛮行や暴虐によってトラウマを患った人たちの治療手段として積極的に活用されています。このアプローチでは，「非仏教化」された西洋的アプローチとは異なり，伝統的テーラワーダ仏教に立脚した概念と方法論が用いられ，苦（dukkha），無常（aniccā），業（kamma）といった観点からのトラウマ理解や声明などが取り入れられています（Agger, 2015）。

3 トラウマ治療の原則

> がんじがらめになった状況にも新しい息が吹き込む，ということをこころにどのようにして教えようか？ 凍てついて，救う手立てもなく，永劫に悩みつづけることしかないように見える状況にも和らぎがおとずれ，思いやりに満ちたやりとりが芽生える，ということをどのようにして教えようか？
>
> (Chödrön, 1997, p.84 ［引用者訳］)

> 我々は傾聴を言語とはみなさない。しかし我々のできることのなかでもっとも癒しとなるのは相手の話を**真剣に**聴くことである。**パッシブ**な役割しか果たさないと思われがちな傾聴であるが，実際の会話において**アクティブ**な関わりを構成している。
>
> (Battino, 2015, p.43 ［強調原文／引用者訳］)

　前章で論じたトラウマ症状の多様性は，効果的なPTSD治療について大きな示唆を与えてくれます。不安や抑うつ，PTSDの臨床はストレスといった単一障害とは異なり，広範囲にわたる精神身体症状をはじめ，解離，侵入／回避反応，自責（shame）などトラウマ特有の課題も包括的にカバーせねばなりません。**単にPTSD症状のみを扱う対症療法（symptom treatment）は不十分であり，トラウマの症状と課題との両方を包括する総合的かつ系統的な根本治療（definitive treatment）が必要とされる**のです。これはもちろんPTSDだけでなく，すべての障害に当てはまる一般原則です。治療理論を無視し，闇雲にマインドフルネス（およびその他の心理療法技法）を試行することは，クライアントをモルモット（guinee pig）扱いすることと変わりません。筆者はこうした行為を「でも・しかセラピー」（「マインドフルネスでも……」「CBTしか……」）

と呼び厳しく非難してきました。PTSDには**段階的セラピー（phase-oriented もしくはphase-specific therapy）**がもっとも適切であるというコンセンサスが得られており（Cloitre et al., 2011），MB-POTTはこれを根本治療に用いるアプローチです。

　段階的セラピーの理論と応用については米国のジュディス・ハーマンとダニエル・ブラウン（Daniel Brown）とエリカ・フロム（Erika Fromm），オランダのオノ・ヴァン・デア・ハート（Onno van der Hart）たちの著作（Brown, & Fromm, 1986 ; Herman, 1997 ; van der Hart, Nijenhuis, & Steele, 2006）に譲りますが，本書で紹介するマインドフルネスによるPTSD治療は**マインドフルネス段階的トラウマセラピー（Mindfulness-Based Phase-Oriented Trauma Therapy : MB-POTT）**と呼びます。

　MB-POTTは，（1）PTSD症状安定，（2）トラウマ統合，（3）日常生活の安定，（4）ポスト・トラウマ成長，という4段階から構成されます。（1）と（2）はハーマンとヴァン・デア・ハートのモデル（Herman, 1997 ; van der Hart et al., 2013）に準拠し，（3）はブラウンとフロムの「生理的脱高感作」（biological dehypersensitization）およびマインドフルネスによるコンパッション養成を基盤としたものです。（4）はリチャード・テデスキー（Richard Tedeschi）とローレンス・カルフーン（Lawrence Calhoun）が提唱したポスト・トラウマ成長（Posttraumatic Growth : PTG）の概念を反映しています（Tedeschi & Calhoun, 1996）（表❶）。

1．PTSD症状安定
2．トラウマ統合
3．日常生活の安定
4．ポスト・トラウマ成長

表❶ —— MB-POTTの4段階

MB-POTTはPTSDの段階的治療に催眠を導入したブラウンとフロムのモデルの発展型と言えます。マインドフルネスと催眠の関連についてはこれまでも論じられてきましたが，共に複雑な様相を示し，未だ不明瞭な点が多く見られます（Holroyd, 2003；Lifshitz, & Raz, 2012；Lynn et al., 2012；Otani, 2003, 2016；大谷，2004）。とはいえ催眠知見はMB-POTTの各ステップにおけるマインドフルネス適用に貴重なヒントを与えてくれることはたしかです。

　MB-POTTの詳細は第4章で論じますが，それに先立ち，まずトラウマ（PTSD）治療の原則を要約しておきます。すなわち，(1)共感，(2)安全な場・安心できる対象の確保，(3)症状と課題の分別，(4)感作と非線形治療プロセスの理解，という4原則です（**表❷**）。

---

1. 共感
2. 安全な場・安心できる対象の確保
3. 症状と課題の分別
4. 感作と非線形治療プロセスの理解

表❷ ── トラウマ治療の4原則

●── トラウマ治療の4原則

✣共感

　トラウマ治療は共感に始まり，共感の維持に徹します。共感は臨床活動全般において必須の前提ですが，自己の物体化と基本的価値観の歪みが原因とされるPTSDでは特に欠かすことができません。**共感なしにトラウマからの回復はありえません。**疎外感と非力感に覆われ，何事も，誰もすべて信頼できなくなったクライアントにとって，治療者の共感はサポートを与え，内面に渦巻く闇に光を投げかけ，クライアントが人間性を取り戻す役割を果たします。PTSD治療を専門とするジョン・ウィルソン（John Wilson）とリアノン・トーマス

(Rhiannon Thomas) は，「（クライアントの）こころの傷から生じる内面の苦しみを繊細かつ敏感に感じとることは，単にトラウマ体験があったことを理解するだけにとどまらない。精神，さらには個性そのものが受けた深い傷に触れることを可能にする共感能力とスキルが（セラピストに）要求される」（Wilson, & Thomas, 2004, p.2 [引用者訳]）と記しています。感情を言語化できないアレキシサイミア（失感情症）がトラウマ体験者に多発する事実に照らし合わせると，これは実に的確な指摘です（Declercq, Vanheule, & Deheegher, 2010）。

　しかしながら共感にはいくつかの問題が絡みます。まず第1は，ウィルソンたちの指摘する，セラピストの能力とスキルに関するものです。治療者のなかにはクライアントの発言をオウム返ししたり，感情反映と称して「〜と感じるのですね」などの「パターン化された」応答を共感とみなす傾向が見られます。こうした**形式化された返答はトラウマ治療においてまず役に立ちません**。ハーマンが「言葉を失う」と表記したように，トラウマは人間性と価値観を根本から揺るがす体験であり，この本質を無視したいわゆる「チャート式」の返答は心理治療，特にPTSD治療においては無効です。**クライアントが言語化したくともできない「今，ここ」での体験を的確に捉え，それをクライアントが肌で感じられる様式でコミュニケーションする能力とスキルとが治療者には要求される**のです [▶1]。

　1つ実例を挙げましょう [▶2]。クライアントは専門職に携わる30歳半ばの男性で，軽度の不安と抑うつを主訴としてセラピーを受けにやってきました。治療者との間に信頼関係が生まれ，数カ月経ったあるセッションで，彼は幼児期に受けた父親からの「厳しいしつけ」が実は「虐待」に近い行為であったことに気づきました。この事実にショックを受けたクライアントは，しばらく肩を震わせて号泣します。やがてティッシュで目を拭い，おもむろに治療者を見つめ視線が合いました。この状況においてクライアントの「深い傷に触れる」共感反応とはどのようなものでしょうか？　またそれをいかにクライアントに伝えればよいのでしょうか？　ここで求められるのが治療者のスキルです。読者のあなたならどう返答しますか？

　筆者のこれまでの経験では，「お父様から虐待を受けたことに気づいてショックだったのですね」「自分の生い立ちを振り返ると情けなくて涙が出るのですね」といった類の返答が大半のようです。こうした返答はクライアントの感情

と行動を押さえているという点で，一応「無難」です。しかし少し穿った見方をすれば，〈出来事の指摘→感情の特定〉という「形式化された」返答とも捉えられるのではないでしょうか？［▶3］ポイントは，実際のクライアントがこうした治療者の応答に共感を覚え，それに安堵することができるかどうかです。さらに例に挙げた応答では，クライアントがこれまで気づかなかった幼児期の虐待体験を自覚したことへのショック，次いで泣きくずれたという事実はカバーされていますが，それに続く一連の非言語動作（泣き止み，セラピストと視線を合わせる）には触れていないことも指摘できます。

　幸いなことにこのケースを実際に手がけた治療者は臨床スキルに優れ，しかもトラウマを含めた治療経験が豊富な指折りのセラピストでした。自分（セラピスト）を見つめるクライアントに真摯な眼差しを注ぐと，ゆっくりと息を吸い込み，肩を落としながらハァーと音を立て，大きなため息をついたのです。これを見たクライアントは「まったくその通りです」と答え，自ら同じように肩をすくめ，ため息を漏らしました。これが真の共感のやりとりの一例です［▶4］。こうした共感スキルを習得することは容易ではありませんが，PTSD治療には欠かすことのできない要素です。

　トラウマ治療における共感に伴う第2の問題は，治療者への影響です。クライアントのPTSDの原因となった体験を長期にわたり繰り返し傾聴し共感しつづけることが，間接体験による治療者自身のトラウマの原因となりかねないことは，すでに前章で述べました（Cohen, & Collens, 2013；Voss Horrell et al., 2011）（第2章，pp.41-42参照）。これはトラウマ治療における逆転移として論じられることもありますが（Dalenberg, 2000），いずれにせよクライアントへの共感が治療者のPTSDのリスクを高めることは識者の認めるところです。リチャード・ハリソン（Richard Harrison）とマーヴィン・ウェストウッド（Marvin Westwood）は間接体験によるトラウマ発症の予防策として，クライアントとの境界の明確化，セルフケア，対人的孤立の回避に加えて，「マインドフルネスによるアウェアネス」を挙げ，マインドフルネスは治療者の「（臨床で生じる）わずらいの受容，曖昧さに耐えるといった能力を高めると同時に，見解の相違の維持，多様な思考の実践，苦境においても希望を捨てない，などの態度を育む」と述べています（Harrison, & Westwood, 2009, pp.209-210［引用者訳］）。マインドフルネスはクライアントのみならず，間接トラウマにさらされる治療者に

も効果があるのです。

　共感はPTSD治療において不可欠ですが，逆にタイミングを無視した過度の共感はクライアントを傷つけることもあるので要注意です。クライアントの状況やトラウマ体験を明確に把握せず，しっかりとした信頼関係が確立されるのを待たず，共感を一方的に「押しつける」ことは，クライアントの人間性が無視されるトラウマ体験にほかなりません。筆者がかつて受け持ったクライアントは「実際に受けたいじめよりも，ここでそれを思い出して語ることのほうがはるかに辛い」と述べましたが，これは治療者が銘記するべき貴重な言葉です。クライアントの状況理解とタイミングを怠った共感の試み［▶5］，これが3番目の問題です。

　では，トラウマ臨床において共感をいかにクライアントに示すべきでしょうか？　これについては次章で詳しく述べます。

❖安全な場・安心できる対象の確保

　トラウマからの回復には**クライアントにとって安全な場（safe place）および安心できる対象（secure object）の確立が不可欠**です。上述したクライアントの赤裸々な告白が示すように，クライアントにとってトラウマ治療は苦痛となりがちです。トラウマ体験を涙ながらに語るクライアントの多いことがこれを裏づけます。

　臨床における**安全な場とは治療者との信頼関係**であり，ジョン・ボウルビー（John Bowlby）は愛着理論の観点からこれを「心の安全基地」（secure base）と呼びました（Bowlby, 1988a, b）。言いかえれば，**治療者に対する信頼と治療関係におけるコントロール感，つまり「ノーと言える自由」**が保障された関係です。治療者が一方的にセラピーを舵取りするのではなく，クライアントは治療の「共同パートナー」として治療プロセスやペースについて忌憚なく意思を表示でき，共にトラウマ回復の治療を歩んでゆく――これが安全な場の姿です。

　安心できる対象とは，**クライアントにとって不安を感じることがなく，心理的にオープンになれる対象としての治療者**です。これには**クライアントの全人格をありのままに受け入れる許容性**，および**必要に応じてトラウマによる苦痛を緩和する技量**がセラピストに要求されます。ロジャーズが提唱した有名な「必要かつ十分な治療三原則」，すなわち自己一致（genuineness），無条件の思いや

り（unconditional positive regard），的確な共感理解（accurate empathic understanding）（Rogers, 1957）を遵守し，トラウマの知識と臨床スキルに習熟した治療者像をイメージするとよいでしょう。安全な場と安心できる対象は共に概念としては明瞭ですが，その実践はなかなか困難で，治療者自身のマインドフルな姿勢が必要とされます。

　安全な場と安心できる対象という概念は，伝統的な「カタルシス」によるトラウマ治療についても貴重な知見を与えてくれます。カタルシスは精神分析理論に基づく概念で（Breuer, & Freud, 1893/1995），抑圧されたトラウマ体験の追体験を図り，それによって生じる意図的な除反応（abreaction）がトラウマの発散（discharge）につながるとみなします。しかしながらトラウマのメカニズムは抑圧ではなく，むしろ心身の解離によるという近年の実証研究の視点から見直すと，除反応がクライアントにとって再トラウマ化の危険性を多分にはらむことは明瞭です（van der Hart, & Brown, 1992）。**トラウマの回復はトラウマ体験の統合によるものであって，除反応による発散のみでは起こりえません。**そのためMB-POTTでは安全な場と安心できる対象の確保を治療の基盤にします［▶6］。

❖症状と課題の分別

　トラウマ反応は複雑多岐を極めることから，PTSD治療にあたっては**トラウマの症状と課題を区別して取り扱います。**トラウマの症状が多様であり，身体と精神の両方に現われることは前章で述べました。段階的セラピーのMB-POTTでは，まずPTSD**症状の安定から始めます。**これによって**クライアントに安らぎを確立する**のです（第4章参照）。症状が安定し，解離，侵入／回避症状，身体症状が治まると，次に課題（issues）へと進みます。課題の多くはトラウマによって物体化された自己，基本的価値観の歪み，自責（shame），再犠牲化に対する恐怖，非力感，孤立などで，クライアントはこうしたテーマを治療者と共に見つめながら**トラウマによって歪められた認知の修正を図るのです**（第5章参照）。症状安定と課題の洞察の両方において治療者がクライアントにとって安心できる対象でありつづけることの重要性は，繰り返すまでもありません。

　トラウマの症状と課題を区分するもう1つの利点は，薬物療法の利用と関係

します。薬物療法はトラウマのもたらす課題の根本的な解決にはなりませんが，PTSD症状の緩和には役立ちます。特に，不安や恐怖，うつ，不眠，過労といった症状がひどい場合には欠かすことができません。しかしながらPTSDを患うクライアントにとって治療に薬物を用いることは葛藤となりやすいことも事実です。このトピックについては次章で改めて論じます（第4章，「向精神薬の必要性の評価」）。

❖感作と非線形治療プロセスの理解

　トラウマ体験はクライアントの記憶に「つめ跡」を残すことから，それを思い出したり，そのときに生じた感情を煽られたりすると反復されます。これは**感作（sensitization）** と呼ばれる現象で，PTSD治療において厄介な問題です。殊に解離や侵入／回避症状が生じやすく，いったん**感作が生じると再び症状安定のレベルに治療段階を戻さなければなりません** [▶7]。このため段階的治療は決して一直線には進まず，多くの場合**一進一退を繰り返す非線形パターン（nonlinear pattern）で進展します**。MB-POTTの第3段階「生理的脱高感作」は日常生活における感作の統制をゴールとしますが，感作の統制は除反応を起こす可能性があり，この段階に限らず治療中にはつねに注視すべき事項です。

　PTSDの治療プロセスが一直線に進まないもう1つの理由として，症状と課題の相関性が挙げられます。両者の明確な線引きは必ずしも容易ではなく，実践では症状緩和と課題解決を同時に扱わねばならないこともしばしばです。時と場合によっては，トラウマ体験についてクライアントが語りたくない，語れないと言うこともあるため，治療者にはフレキシブルな態度が求められます。これがPTSD治療の実際です。クライアントが安全とコントロール感を得られる治療関係のみならず，安心できる対象としての柔軟性が治療者に要求されるのです。

●───まとめ

　PTSD治療にはMB-POTTに代表される段階的セラピーが有効ですが，その臨時応用にあたっては，(1) 共感，(2) 安全な場・安心できる対象の確保，(3) 症状と課題の分別，(4) 感作と非線形治療プロセスの理解，という原則の理解と遵守が必要です。これらのどれか1つが欠けてもMB-POTTは単なるテクニックに成り下がってしまい，クライアントを再び物体化することになりかねません。PTSDの根本治療は治療者の柔軟性と人間性とが基盤となることをつねに記銘すべきでしょう。

註

1───1960年代後半の円熟期にあったカール・ロジャーズは共感を次のように説明しています(Rogers et al., 1967, p.104)。「一瞬一瞬における治療関係のやりとりにおいて，クライアントの体験，感情，**そしてそれらがクライアントにとってもつ意味**を正確かつ繊細に理解する能力であり，［…］クライアントの内面世界に完全に馴染んでいる("completely at home")。［…］クライアントのプライベートで個人的な意味に満ちた内的世界を「あたかも」("as if") セラピスト自身のことがらのように察知するが，この「あたかも」という特徴を決して失わない」(強調原文)。

2───セラピストのサリー・ウィンストン（Sally Winston, Psy.D.）とクライアントのQ氏に感謝の意を表します。

3───共感を含めた臨床応答の形式化はカール・ロジャーズの心理療法プロセス研究に参加したチャールズ・トゥルーアックス（Charles Truax）とロバート・カーカフ（Robert Carkhuff）たちによって始められました (Truax, & Karkhuff, 1965)。これがその後大学院教育のカリキュラムに取り入れられ，現在のスタンダードとなったことが「形式化アプローチ」を生むことになったと筆者は考えています。ロジャーズ自身はこうしたアプローチとは対峙する立場を貫き，セラピストの共感は「技術」ではなくむしろ「態度 (attitude)」，ひいては「傾向，(心的) 姿勢 ("set")」でもあると明言しています (Rogers et al., 1967, p.11)。

4───筆者はこれまで幾度も大学院の授業やトラウマ研修などでこの例を引いて教えてきましたが，受講者から時折「クライアントが泣いたら，泣き止むのを待って，ため息をつけばいいのですね」といったコメントの出ることにいつも驚かされます。学習と言えば丸暗記，そして共感や思いやりといった人間としての根本的なスタンスすらも「模範パターン」を覚えることでマスターできる，という誤った認識の表われです。これは日本だけでなく米国でも見られる現象で，一種の虚しさと怖さを覚えずにはいられません。

5——Structural Analysis of Social Behavior（SASB）の理論化と実践で知られるローナ・ベンジャミン（Lorna Benjamin）は，文脈を無視した共感は有害になりかねないと警告を発しました（Benjamin, 2002, p.82）。これは共感の誤用について正鵠を射た稀な指摘です。

6——カタルシスによる除反応は認知行動療法（CBT）で活用される持続エクスポージャー（PE）とは異なります。トラウマ統合の手段としてのエクスポージャーとマインドフルネスの理論的相違については第6章で，偶発性除反応の対処技法については第7章で論じます。

7——筆者はかつて父親をライフルで惨殺された女性の段階的トラウマ治療に数年間携わりました。3年を過ぎた頃からクライアントのPTSDの症状はほとんど消失し，トラウマが彼女の人生に与えた影響，殺人によって父親を失ったことへの悲嘆と怒り，男性に対する信頼感の回復，といった多くの課題についての治療へと順調に進んでいました。こうしたなかコロンバイン（Columbine）高校でライフル乱射による殺人事件が起こりました。その報道をテレビで見たクライアントはすぐさま感作を起こし，当初のPTSD症状がぶり返しました。この時点でセラピーは再び症状緩和に切り替わり，2週間後クライアントは無事もとの状態に戻り，事なきをえました。トラウマ治療が一筋縄には行かないことの好例です。それから数カ月後，クライアントはパーティでハンサムな男性に出会うことになるのですが，驚くべきはこのときにも感作が起こったことでした！ これはもちろんトラウマ体験とはまったく無関係ですが，エキサイティングな出来事によって交感神経が刺激された結果です（Yehuda, 1997）。

4 MB-POTTの第1段階(1)
PTSD症状安定の理論と概要

(1) 長い息を吸うときには,「長い息を吸う」と知る。
　　短い息を吸うときには「短い息を吸う」と知る。
(2) 長い息を吐くときには,「長い息を吐く」と知る。
　　短い息を吐くときには「短い息を吐く」と知る。
(3) 「息を吸いながら,身体すべてを感じる」と精進する。
　　「息を吐きながら,身体すべてを感じる」と精進する。
(4) 「息を吸いながら,身体要素を静める」と精進する。
　　「息を吐きながら,身体要素を静める」と精進する。
　　(アーナパーナサティ,中部経典118)(大谷,2014,p.37)

（トラウマからの）回復にまず必要とされるのはクライアントの安全を確保することである。これはトラウマ治療において何よりも大切なタスクである。さもなければ治療の成功はまずありえない。安全が十分に確立されるまではいかなるセラピーも試みてはならない。[…] 安全の確保は身体のコントロールに集中することから始め,徐々にクライアントの置かれた状況へと進めてゆく。　　　　　　　　　　　　　　(Herman, 1998, p.147 [引用者訳])

　MB-POTTの第1段階は**トラウマ症状の安定**です。トラウマ体験が不安やうつをはじめとし,幅広い症状を呈することはすでに第2章で論じました。トラウマ症状はクライアントの精神と身体に苦痛を与えるだけでなく,生活の質(Quality of Life : QOL)の低下にもつながります。
　MB-POTTをはじめとする段階的トラウマ治療で症状安定を第1段階に置くのは,こうした理由によります。

トラウマ症状の安定化は治療関係の構築，トラウマに関する情報提供と心理教育，コーピングスキル（マインドフルネス）の習得，（必要に応じた）向精神薬服用と偶発性除反応の防止などが中心となります（Brown, & Fromm, 1986, p.277）。PTSD治療の専門家たちが主張するように，症状安定なしにはトラウマ治療の成功はありえません（Cloitre et al., 2011）。トラウマ症状の安定化を確保してから，トラウマ独特の解離症状や侵入や回避，「すわった鴨症候群」に象徴される歪んだ観察自我などの治療へと進んでゆくのがMB-POTTモデルの特徴です。トラウマの症状と課題とを治療過程で明確に分ける必要性については前章に記しました（第3章，pp.59-60）。

　症状の安定をはかるにあたっては，(1) 治療関係の確立，(2) 見立て，(3) MB-POTTの説明，(4) マインドフルネスの指導，(5) 向精神薬の必要性の評価，(6) 偶発性除反応とその防止，という6項目についての考慮が必要です（**表❶**）。まずこれらの概論について本章で論じ，具体的な技法については次章で詳述することにします。

```
1. 治療関係の確立
2. 見立て
    ①PTSD体験の把握
    ②PTSD症状に関する心理教育
    ③変容ステージの判定
3. MB-POTTの説明
4. マインドフルネスの指導
5. 向精神薬の必要性の評価
6. 偶発性除反応とその防止
```

表❶ ── MB-POTTの第1段階（トラウマ症状の安定）

●——治療関係の確立

　すべての心理援助活動と同様，MB-POTTによるトラウマ症状の安定も，信頼にもとづいた治療関係の構築から始まります。トラウマ体験者にとって治療関係は安全な場であり，セラピストが安心できる対象となることはすでに述べました。とりわけ安全感の確立には共感が大きな役割を果たし，殊に解離症状の強いクライアントやトラウマ体験から日の浅いクライアントにとって，セラピストの共感は治療プロセスでの「安全弁」になります。とはいえ，前章で論じたように，ワンパターンで形式化されたレスポンスは一歩誤るとクライアントの再トラウマ化につながり，さらにはセラピスト自身を傷つけることにもなりかねません。クライアントの症状安定の基盤となる治療関係をどのように確立すればよいか？　まずこのトピックから始めましょう。

　治療関係の確立の第1は，まず傾聴をはじめとする一連のテクニックをフル活用することです。カウンセリング技法訓練で著名なウィリアム・コーミエーとシェリー・コーミエー（William & Sherry Cormier）たちは，傾聴スキル（the listening skills）として次の4技法を挙げています（Cormier, & Cormier, 1978；Cormier, Nurius, & Osborn, 2009）。（1）**明確化**（曖昧な発言をフィードバックによって明確にする。例「ゲリラ豪雨のなかを運転していたということですか？」「友人たちと飲みに行ったのですね？」），（2）**言い換え**（発言の**内容**をセラピスト自身の言葉でフィードバックする。例「運転中ゲリラ豪雨に見舞われて視界がゼロになった」「ついつい羽目をはずして酩酊してしまった」），（3）**感情反映**（発言された，もしくは発言に含まれた**感情**をフィードバックする。例「視界がゼロになったのは非常に怖かったですね」「あのときのことを思い出すと恥ずかしくてやってられないと感じる」），（4）**要約**（複数の発言をまとめる。例「運転中ゲリラ豪雨に見舞われ，視界がゼロになり恐怖を味わった」「友人たちと飲みに行って思わず飲みすぎてしまったことを思い出すと，いまだに汗顔の至りだ」）。紙幅の制限から詳述を控えますが，いずれのスキルも関係構築の基本であり，初心に返って練習する価値は十分にあります。それぞれの技法の理論的背景と応用例は上述したコーミエーたちのオリジナルテキストをはじめ，このアプローチを踏襲した大谷（2004）でも解説されています［▶1］。

PTSDを患うクライアントとの治療関係の形成に役立つ第2の手段は，トラウマに関する**情報提供**です。これは見立ての「②PTSD症状に関する心理教育」と多少オーバーラップしますが，コーミエーたちはこれを感化スキル（the influencing skills），すなわちクライアントの認知変容に影響を与える介入手段のひとつに位置づけています。近年のニューロサイエンス研究によると，共感には認知的な視点取得（mental perspective taking）と情動の共有（emotion contagion）をねらいとするものという2種類に分けられ，それぞれ違った脳部位で処理されます（Lamm, Batson, & Decety, 2007 ; Shamay-Tsoory, Aharon-Peretz, & Perry, 2009）。セラピストからトラウマの症状や本質，特徴についての説明を受け，現実的かつ客観的な情報や視点を共有することは**トラウマ体験のナラティヴをシェアする**ことになり，クライアントの孤立感，疎外感を緩和させます［▶2］。これが認知的共感です。マインドフルネスの視座からは，情動に頼らない共感はトラウマ体験を過去の事実とする「一歩引いた態度」を培う役割を果たすもので，脱中心化（第1章，p.31）を促進させます［▶3］。これが治療関係に対してプラスに働くのです。

●──見立て

　安全感と安心できる対象による治療関係が樹立されると，見立てへと進みます。見立ては元来，診断，治療方針，クライアントへの説明という3段階からなるプロセスですが（大谷，2013），MB-POTTではこれを変形させた3ステップを用います。すなわち，①**PTSD体験の把握**（どのような体験がトラウマになったのか），②**PTSD症状に関する心理教育**（フラッシュバック，悪夢，不安，解離，侵入と回避，「すわった鴨症候群」，自己の物体化，価値観の変化など），③**変容ステージの判定**（MB-POTT治療に対するクライアントの治療に対する準備レベル（readiness）の査定）です。これらについて解説しましょう。

✤PTSD体験の把握

　見立ての第1はトラウマ体験の具体的な把握です。トラウマが被害体験，間接体験，加害体験，自責（shame）体験のいずれに起因するのか（第2章参照）を念頭に置きながら，いつ，どこで，何が起こり，どのような実体験がクライアントのトラウマ発生につながったのかをできる限り詳しく掌握します。このプロセスでクライアントにはさまざまな（予期しなかった）記憶，情動，思考が呼び起こされ，それにまつわる非力感や解離，侵入・回避反応などが生じることも稀ではありません。ハーマンの指摘した「言葉を失う」体験も多く，失感情症（アレキシサイミア）も見られます（Thompson, & Waltz, 2010）。セラピストは情動的共感を保ちながら，感情表現の援助に努めます。そして，クライアントの**トラウマ体験の言語化**を援助しながら，その**ナラティヴの意味と成立過程**を理解するようにします。これがPTSD体験の把握の主眼です。

　実践において筆者は〈事実→思考→感情→症状〉という順序で**トラウマ体験の外面から内面へと順に話を進める**ようにしています。これはジェフリー・ミッチェル（Jeffrey Mitchell）とジョージ・エヴァリー（George Every）たちの提案した緊急事態ストレスマネジメント（the Critical Incident Stress Management : CISM）（Mitchell, Undated ; Mitchell & Everly, 1995）のガイドラインに則したアプローチです。まず「何が起こったか」（事実）に焦点を当て，次いで「どのような考え」（思考），「どのような気持ち」（感情）が生じたかへと進み，最後に「いかなる心的・身体反応」（症状）が起きたかを述べる，という心理的インパクトを考慮したプロセスです。もちろん実践は非線形プロセスで必ずしも一直線には進むとは限りませんが，感情の激化を抑え，トラウマとなった体験についての情報を系統的かつ具体的に集めるのに役立ちます。

　面接に先立ち，セラピストは次のように教示します。

　　　トラウマの理解は立体ジグソーパズルのようなもので，多くの情報があちこちに散乱しているように感じられると思いますが，まず何が起こったのか最初にお話しいただけますか？　それに次いでどのようなお考えが浮かび，お気持ちになられたかも知りたいと思います。また現在お悩みになっておられる症状などもあれば，ぜひお聞かせください。もしこちらに不明な点があれば質問させていただきますが，答えられる範囲でお答えくださればば結構です。もしわか

らない，または話したくない，と感じられるようであれば，その旨仰ってください。

　クライアントに質問する際には，「なぜ」（why）を除いた〈4W1H〉によるオープン・クエスチョン（いつ，どこで，何が，誰が，どのように）を活用します。アレキシサイミアや解離の影響から，曖昧もしくは抽象的な返答があった場合には，具体例を求めるのが効果的となります。もし触れたくない情報があったり精神的に準備が整っていないようであれば，クライアントの意思を尊重して深入りしません。**情報開示の強要はクライアントの意思を無視する行為，すなわち物体化であり，これはトラウマ体験にほかならない**からです。こうした状況が生じた場合，筆者は，「話したくないと正直に言ってくださりうれしく思います。いずれ時期が来たらそのときにお話しください」と発言をそのまま受け入れ，クライアントの自発性を奨励します。つねにトラウマを念頭に置いて見立てを進めるのが原則です。

❖PTSD症状に関する心理教育

　MB-POTTにおける見立てのプロセスの2段階目は，PTSD症状に関する心理教育（psychoeducation）です。これはトラウマ体験把握の延長で，トラウマとPTSDに関する知識拡大によってクライアントの**エンパワーメント**（empowerment）をねらいとします。「知識は力なり」（"Knowledge is power"）とはイギリス人哲学者フランシス・ベーコン（Francis Bacon［1561-1626］）の言葉ですが，PTSDの症状と課題（解離，侵入，回避，「すわった鴨症状群」など）を**予期された身体・心理反応として客観視するよう指導するのです。トラウマの現実的かつ客観的な理解は主観的苦痛を和らげます**。マインドフルネスの観点からは**症状と苦痛の分別による脱中心化**になります。このようにMB-POTTは見立ての段階からマインドフルネスの原則を遵守し，その一環としてPTSD症状の心理教育を介入手段として利用するのです。

　心理教育を用いた脱中心化はトラウマの症状だけでなく，トラウマ体験の本質である非力感（第2章，「トラウマの定義」参照），それが誘発する自責（shame）の軽減にもつながります。心理学者のジョン・アレン（John Allen）が，「（異なるタイプの）トラウマに共通する要素は自責（shame）である。トラウマと

なった出来事は個人を打ちのめして非力感で満たし，これが自責（shame）の中核となる。トラウマは自己，自尊心，克己心を傷つける」(Allen, 2008, p.70) と記すように，非力感と自責（shame）は不即不離の関係にあります。そのため脱中心化によって「自責（shame）の中核」である非力感を抑制することは，クライアントを自責（shame）から解放し，傷つけられた「自己，自尊心，克己心」を回復させることになります。これがエンパワーメントです。

❖変容ステージの判定

見立ての「トラウマ体験の把握」と「PTSD症状に関する心理教育」が完了すると，次はクライアントがセラピーについてどう考えているか，クライアントにセラピーを受ける心理的準備ができているか，といった**準備レベル（readiness）**［▶4］の判定へと進みます。準備レベルはジェームス・プロチャスカ（James Prochaska），カーロ・ディクレメンテ（Carlo DiClemente），ジョン・ノークロス（John Norcross）たちの多理論統合モデル（Transtheoretical Model：TTM／変化ステージモデル，行動変容ステージモデル，などとも訳されます）にもとづく概念で，行動変化過程を漸進的な〈前熟考期，熟考期，準備期，実行期，維持期，終結〉の6段階に分割するモデルです［▶5］(Norcross, Krebs, & Prochaska, 2011 ; Prochaska, DiClemente, & Norcross, 1992；津田ほか，2010)。クライアントの準備レベルはセラピーへのモチベーションと密接に関連し，治療を成功に導く指標となります。クライアントの準備レベルに整合させたアプローチは共感を高め，治療の個性化をはかることにもつながります。他方，両者に不一致が生じた場合には治療関係性が崩れ，最悪の場合にはクライアントの物体化をもたらすことが予想されます。

変化ステージモデルの理論と実践，エビデンスの全貌については前出の文献にゆずりますが，6段階の内容と各レベルに呼応したMB-POTTの活用についての骨子をまとめておきましょう。

(1) **前熟考期**：これから6カ月以内に行動変化を試みる意思のないクライアント
　　　　　→　MB-POTTの対象外
(2) **熟考期**　：これから6カ月以内に行動変化を試みる意思のあるクライアント
　　　　　→　MB-POTTについての簡単な説明を行なう。PTSD治療の

特長，マインドフルネス，セラピーに対するクライアントの期待などについての全般的なディスカッションを施す。

(3) **準備期** ：これから1カ月以内に明瞭な（overt）行動変化を起こそうと計画するクライアント
→ MB-POTTについての詳しい解説を行なう（次節参照）。

(4) **実行期** ：明瞭な行動変化を起こしてから6カ月未満のクライアント
→ マインドフルネスの教示と誘導を指導する（次節参照）。MB-POTT実践の効果，およびクライアントが実践中に気づいたさまざまな特徴や困難について論じ，質問や疑問に答える。

(5) **維持期** ：明瞭な行動変化を起こし6カ月以上継続しているクライアント
→ MB-POTT，特にマインドフルネスの長期実践についての意義，新しい発見や効果について論じる。

(6) **終結** ：再発の見込みがないと100%確信したクライアント
→ クライアントからコンタクトがあれば相談に応じる

（6段階の記述は Prochaska, Redding, & Evers, 2008, p.98 より）

　この記述から，**MB-POTTを希望するクライアントは（2）熟考期，または（3）準備期に，MB-POTTを実行するクライアントは（4）実行期，もしくは（5）維持期に属する**ことがわかります。セラピストはクライアントの準備レベルを特定し，それに合わせた方策を立て，MB-POTT治療の個別化をはかるのです。これを度外視するとクライアントの心理レベルとの間に齟齬を来たし，セラピー失敗の可能性を高めかねません。

　MB-POTTの見立てで変容ステージを強調するもう1つの理由は，**クライアントのマイナス感情を想起させない**ためです。「PTSD体験の把握」のセクションでも述べたように，トラウマが自己物体化，すなわち自己の主張や考え，感情などを踏みにじり黙殺する体験であることから，クライアントが心理的に準備できていないレベルでの治療介入は，**セラピーを無理強いされたように感じられる危険を伴います**。これではトラウマの追体験となりかねず，最悪の場合には治療どころか，除反応の誘発などPTSDを悪化させることにもつながります。準備レベルの判断はこれを防ぐ手立てであり，いわば安全弁の役割を果たすのです。以下，6段階のうち，（3）準備期と（4）実行期に達したクライアン

トへのMB-POTTを紹介し，導入の方法について具体的に考察しましょう。

●——MB-POTTの説明

　変化ステージモデルの（3）準備期に達したクライアントにはMB-POTTの概要について解説します。通常の「メディカルモデル」と称される医学診断では，所見や病名を告げる（ガンなど重症の場合は「告知」する）ことが主とされ，診断に対する患者の心理反応［▶6］や治療プロトコルについてのフィードバックは二次的とみなされます。こうした伝統的アプローチは最近になって「『虚しい人格』の医師」（"Empty Vessel" physician）と名づけられ［▶7］，クライアントの不安やうつを誘発したり，治療関係に悪影響を及ぼすとして酷評されました（Schroeder, & Fishbach, 2015）［▶8］。これがPTSD体験の把握，トラウマ症状と課題についてクライアントへの心理教育を重視するMB-POTTの見立てと本質的に異なることは明白です。クライアントにはMB-POTTモデルについての十分な見識を提供し，治療のゴールとプロセスについても積極的に情報提供します。従来の消極的な「患者」としてではなく，セラピストと共にトラウマ治療の道のり（journey）を積極的に歩んでゆくパートナーとなるのです（第3章，「安全な場・安心できる対象の確保」参照）。こうした協力関係が実りトラウマからの回復が起こります。

　見立てにおいて治療モデルと目標をはっきりとクライアントに告げることの利点には，（1）（治療に対する）モチベーションの向上，（2）クライアントの個性に合わせたセラピーの実践，（3）治療ゴールの明確化，（4）抵抗や困難に対する適切な対処，（5）治療活動の共同化，という5つが挙げられます（Cormier, Nurius, & Osborn, 2009, pp.293-300）。セラピストはまた，クライアントがなぜ今セラピーを受けることを決心したか，以前セラピーは受けたことはあるか，その成果はどうだったか，MB-POTTから何を期待するか，治療が成功したらどのようなプラス面とマイナス面（疾病利得）が期待されるか，といったMB-POTTに対するクライアントの期待，過去の治療歴，心理的要因についても十分に了解するよう努めます。こうした要因の明確化はセラピーを成功に導くための必須条件です。

準備期でのMB-POTTの解説は、**段階的セラピーとマインドフルネスの一般的な紹介のみに限定します**。この時点でマインドフルネスの定義や実践ステップ、メカニズム（第1章参照）などについての詳細な情報を提供することは、かえってクライアントの困惑を招きやすくするからです。マインドフルネスをまず体験し、その後改めてディスカッションするほうがかえって効果的です。MB-POTTの説明には次のような言い回しが適切です。

　　　MB-POTTというのは「マインドフルネス段階的トラウマセラピー」のことで、それの英語の頭文字です。ちょっと堅苦しく聞こえるかもしれませんが、内容はシンプルで、段階的にトラウマを克服する方法と理解してください。このアプローチではまずPTSDの症状安定をはかり、それから段階的にトラウマの原因となった体験や、それによる考え方や態度の変化、これからのトラウマ反応の予防と対応についてもカバーします。MB-POTTではマインドフルネスというテクニックを用いるのが特徴で、体験したらわかると思いますが、呼吸に注意を向けながら自分の身の回りや身体、こころの状態に気づくことが中心になります。この「気づき」が英語の「マインドフルネス」です。トラウマへのマインドフルネス応用は比較的新しい方法なのですが、マインドフルネスの効果はここ30年ほどで、うつや不安障害、慢性疼痛、依存症の症状、といった分野で認められています。

　この教示ではまず、段階的セラピーの概要（症状安定、トラウマ統合（認知および情動）、自我再構成、生理的脆弱性の陶冶）が提示され、続いてMB-POTTの核心がマインドフルネスであることに言及しています。そしてクライアントの期待感を高めるよう、マインドフルネスの効果についても触れています。クライアントから質問があれば、もちろんわかりやすく明確に答えます。このような具体的で包括的な説明がMB-POTTに対するモチベーションを高めます。

●──マインドフルネスの指導

　(4) 実行期に到達したクライアントにはマインドフルネスの指導を施します。マインドフルネスの実践が仏教瞑想さながらの単独実践タイプと，セラピストの指示に従いながら行なう誘導マインドフルネスに分類できることは第1章で解説しました［▶9］。タッチ・アンド・リターンの4ステップ（ウォームアップ，呼吸の気づき，マルチモードの気づき，終了）についても述べましたが，臨床場面での具体的な教示を以下に記します。

1. ウォームアップ
　「気楽に1〜2回深呼吸してください。目は開けたままでも，閉じても，半眼でも構いません。何も意識的に行なうことはありません。ただ気づいたことに注意を払ってください。自分の周りで起こっていることに気づきますか。壁にかかっている時計のカチカチという音，腰かけているソファーの感覚，本棚に並んでいる書籍（閉眼の場合，まぶたに映るライト）などさまざまです。周囲だけでなく，自分の手足や顔，首筋など身体の感覚にも気づいてください。もちろん頭のなかに浮かぶ色々な考え，イメージ，感情など，内面のこともあります。すべて注意のおもむくままにまかせて気づいてください」

2. 呼吸の気づき
　「自分の周囲や内面のことに気づいたら，注意をゆっくりと呼吸に向けます。といっても呼吸のペースを変えたり，深呼吸したりする必要はありません。マインドフルネスは単に気づきのエクササイズで，リラクセーションではありません。こころは好き勝手にどこでも自由に動き回りますから，呼吸に気づいたらまた他のことに移るでしょう。そうしたら，移ったことがらに気づいて，再び注意を呼吸に戻してください。呼吸するとき，鼻先に空気の出入りするのを感じますか。上唇はどうですか。こうしたことにも注意を払います。もちろん注意は再び動き回ります。どこに注意が向いても再びやんわりと呼吸に戻してください。気づいたことにタッチして，優しく呼吸にリターンする。これをタッチ・アンド・リターンと呼びます。タッチ・アンド・リターン，タッチ・アンド・リターン，これの繰り返しです」

3. マルチモードの気づき

「タッチ・アンド・リターンを繰り返していると、呼吸しながら他のことにも気づくでしょう。吸う息と吐く息に注意を向けながら、周囲や内面のことにも同時に気づきます。この場合でも、タッチ・アンド・リターンして注意をもう一度呼吸に戻します。もし呼吸に注意しながら考えが転々としたら、気づいたことにタッチして、呼吸にもう一度リターンします。絶えず気づいたことにタッチし、もとの呼吸にリターンするだけです」

4. 終了

「このまましばらくタッチ・アンド・リターンの気づきを繰り返してください。そして適当なところでストップしてください」

(大谷, 2014, pp.157-158)

筆者はクライアントに、「タッチ・アンド・リターンは簡素（シンプル）ですが、必ずしも簡単（イージー）ではありません」（"Touch-and-return is simple, but not necessarily easy"）とよく冗談混じりで言います。またここで、繋驢橛やモンキーマインド（第1章参照）についても説明します。ちょっとしたヒントですが、クライアントのモチベーションを高めるのに役立つからです。自宅での練習の場合は、オフィスでの訓練を録音したCDやMP3などをクライアントに渡すのもよいでしょう。

● ── 向精神薬の必要性の評価

症状安定を目的としたMB-POTTの第1段階では、向精神薬の必要性についても考慮し、話し合わねばならないこともあります。筆者の経験では、トラウマ症状が激しく、抗うつ剤や抗不安薬の使用が有益で、なかには必要と思われるにもかかわらず、否定的な見解を示すクライアントが少なくありません。これは向精神薬に対する誤解やそれを服用することへの懸念や不安を表わします。薬剤の使用があたかも自己の無力さを「証明」したり、助長させたりするように感じられる、一生薬剤に頼らねばならない「廃人」になってしまう、といった懸念です。「自分はトラウマに対して何もできなかった。だからPTSDは薬

など使わず，自分一人で克服せねばならない」といった非力感を克服しようとする考えです。トラウマの影響がここにも影を落としているのです。

　こうした状況では共感をフルに活用します。向精神薬服用にまつわる不安，自責（shame），非力感といった繊細な感情と思考をクライアントの視点から把握し，「言葉にならない苦痛」を的確に理解し反映させます。この共感理解をベースとし，薬剤による症状の安定と緩和が心身を楽にし，同時にセラピーに欠かすことのできない自己効力感（セルフエフィカシー）の亢進にもつながることを伝えるのです。言い換えると，**向精神薬使用はトラウマによる苦痛を低下させ，それによって自己効力感の増幅を可能にする**という理解を高めるのです（第3章，「症状と課題の分別」参照）。いったん症状が鎮まると，非力感や「すわった鴨症候群」などといった，トラウマ独特の課題についてのセラピーへと進みますが，これについては第6章で詳しく論じます。

　向精神薬についてのディスカッションでは「自分はこのまま一生クスリを飲みつづけることになるのでしょうか？」という疑念が浮上しがちです。これは言うまでもなく「オール・オア・ナッシング思考」による認知の歪みを表わしたもので，これも治療対象になります（Hofmann, & Asmundson, 2008）。向精神薬に対するクライアントの反応から，「一過的使用」「（必要に応じて）再使用」「継続使用」の3パターンに分かれ，これを判定することの重要性について話し合うのです。このようにマインドフルネスと向精神薬治療の二段構えで症状安定を実現させるのもMB-POTTの特長です。

◉──偶発性除反応とその防止

　症状安定の延長として，最後に偶発性除反応とその防止について一言論及しておきましょう。技法的見地からは改めて第7章で詳述するので，ここでは理論的側面のみ論じることにします。偶発性除反応（spontaneous abreaction）とはトラウマ体験の記憶，それに伴う症状が予期されずに誘発される現象で，フロイトの同僚ヨーゼフ・ブロイアー（Josef Breuer）によって発見されました。当初はカタルシスを起こす手段としてヒステリーに応用されたのですが，第一次・第二次世界大戦以降は主に「戦争神経症」（"war neurosis"／現在のPTSD）

やトラウマ性解離障害の治療に用いられました（Shephard, 2003 ; Steele, 1989）。しかしながら近年トラウマの再体験を呼び起こす危険性が指摘されて以来、急速に下火となりました（van der Hart, & Brown, 1992）。計画的な除反応（induced abreaction）についても同様の危惧が生じますが、偶発的に生じる除反応の場合はなおさらです。マインドフルネスによる除反応に関してはあまり論じられていませんが、いくつかの症例が散見でき、慎重を期す必要性が強調されています（Dobkin, Irving, & Amar, 2012 ; Miller, 1993）［▶10］。

　そもそも除反応はなぜ起こるのでしょうか。ブロイアーの記載した「アンナ・O」（本名ベルタ・パッペンハイム（Bertha Pappenheim）［1859-1936］）［▶11］の場合も偶発的であり、これをヒントにフロイトが抑圧説を唱えたことは周知の通りです。最近では力動理論に代わって中枢神経系機能の立場に立つ見解が主流となりつつあります。つまりPTSD症状は行動抑制系（the Behavioral Inhibition System : BIS）に体験回避（experiential avoidance）が関与し、トラウマ記憶の回避が不可能になった結果、除反応が生じるとみなす見解です（Maack, Tull, & Gratz, 2012 ; Pickett, Bardeen, & Orcutt, 2011）。マインドフルネスによる内受容性気づき（interoceptive awareness）や恐怖記憶の喚起（Saunders, Barawi, & McHugh, 2013）の亢進を考えると、これは極めて妥当な説です。マインドフルネスが情動調整を促進させ、また同時に除反応の引き金ともなりうるという事実は、マインドフルネスの多面性を示すもので、臨床ツールとしての応用幅と醍醐味が窺えます。この除反応機能を応用してMB-POTTの第2段階「トラウマ統合」ではマインドフルネスを（持続）エクスポージャーの目的で活用するのですが（第6章参照）、**症状安定をねらいとする第1段階では除反応を防ぐことが先決**となります。

　除反応発生の予防手立てとしては、情報提供としてクライアントにマインドフルネスによって生じる（予期しない）身体感覚や思考感情の亢進について前もって知らせ、その対処法として脱中心化を活用するように指導します。脱中心化は、身体感覚は身体感覚、思考や感情は思考や感情として単なる一時的な現象とみなすことで、タッチ・アンド・リターンによる呼吸への注意喚起がこの役割を果たします（第1章参照）。

　もし除反応が起こりそうになり、タッチ・アンド・リターンが十分でない場合にはラベリングを用います。ミャンマーの高僧で瞑想指導者としても卓越し

たマハーシ・セヤドー師が提唱したことからマハーシ法とも呼ばれるこの方法は，脳裏に浮かぶ考えや感情の内容を度外視し，単に「考え，考え」「感情，感情」とラベリングしながらタッチ・アンド・リターンを繰り返します。ラベリングによる不快感の低減効果とその精神神経メカニズムはクレスウェルたちが報告しています（Creswell et al., 2007）。ラベリングは脱中心化のテクニックです。

　ラベリング以外には開眼によるマインドフルネスや，注意の外在化，すなわち意識を外側に向けるタッチ・アンド・リターンといったアプローチがあります（第6章参照）。通常のマインドフルネスが呼吸を基盤にする内受容性気づき（interoceptive awareness）を高めるのに対し，注意を繰り返し外部に向ける方法では外受容性気づき（exteroceptive awareness）が活発となり除反応の抑制が可能になります。IBS（Irritable Bowel Syndrome：過敏性腸症候群）の治療中，疼痛激化から除反応が起こり，タッチ・アンド・リターンを呼吸から時計の音に変えたところすぐに治まった症例は『マインドフルネス入門講義』（第13章, pp.197-198）に記しました［▶12］。

　偶発性除反応の具体的なテクニックについては第7章で改めて論じます。クライアントの除反応はセラピストに不安を呼び起こしますが，トラウマ臨床では避けて通ることのできない現象であり，セラピスト自身がマインドフルネスによる脱中心化を活用することが必要です。

●──まとめ

　MB-POTTの第1段階はトラウマ症状の安定です。この段階では，(1) 治療関係の確立，(2) 見立て（PTSD体験の把握，PTSD症状に関する心理教育，変容ステージの判定），(3) MB-POTTの説明，(4) マインドフルネスの指導，(5) 向精神薬の必要性の評価，(6) 偶発性除反応とその防止，を行ないます。では症状安定のためにマインドフルネスをどう利用するのでしょうか？　そのための具体的なマインドフルネスのテクニックを次章で考察しましょう。

註

1――筆者は大学院での臨床心理士スキル訓練にあたり，最初は傾聴技法だけでクライアントに返答するよう指導しています。これによってまず傾聴の態度を学ぶとともに，意図的にスキルを選択する能力を鍛えるのです。これは筆者自身がウィリアム・コーミエーより受けた訓練です。

2――301名のトラウマ治療のクライアントを対象にした，米国国立PTSDセンターの2016年の調査では，トラウマ発生要因を理解しているクライアント（72.2％），症状（62.3％），治療法（37.9％）となっています（Harik et al., 2016）。この数字からPTSD治療を受けるクライアントの3〜4割がトラウマ発生や症状についての知識をもたず，自らが受けるセラピーについては約6割がまったく理解していないことが窺えます。もし日本での状況がこれに準じるとすれば即刻の改善が求められます。

3――情報提供などによるトラウマの脱中心化は，解決志向アプローチの「問題の外在化」に相当するとみなすことができます（de Shazer, 1985）。

4――Readiness は "1. Prepared or available for service, action, or progress ; 2. Mentally disposed ; willing ; 3. Likely or about to do something"（1. 奉仕，行動，または向上に向けて準備の整った，もしくは行動を起こせる状態，2. 精神的に準備が整った，実行意欲のある，3. すぐに行動に取りかかる，または取りかかれる状態）を意味します（*American Heritage® Dictionary of the English Language*, Fifth Edition）。日本語の「準備万端，意欲満々」という表現に相当しますが，多理論統合モデルがステージを示す概念であることを考え「準備レベル」と訳しました。

5――初期のTTMモデルには「終結」は含まれていませんが，これは変化プロセスがもはや必要とされない状態を示します。

6――乳ガンの診断を受けた150名の被験者を対象にした最近の研究では，約20％の患者にPTSD症状が見られました（Arnaboldi et al., 2014）。ガン患者一般のメタ分析結果もこれと類似の数値を示し，症状クラスターの分析では13.8％（Abbey et al., 2015）となっています。

7――Vesselは「器，容器」などと訳されますが，英語本来の意味は "a person regarded as a holder or receiver of a particular trait or quality"（ある特定の適性や資質を保持する，もしくは拝受していると認められる人）（*Random House Kernerman Webster's College Dictionary*, 2010）を指します。つまり，"empty vessel" は「人徳に欠ける」というニュアンスを伴う表現であるため，「『虚しい人格』の医師」と訳しました。

8――2015年9月7日号の『AERA』誌は「なぜ『がん難民』は生まれる？ 医師が指摘する2つの理由」と題した記事のなかで，医師と患者とのコミュニケーションの希薄化を問題として取り上げ，これが信頼できる医師を探し求める「ガン難民」を急増させた主な原因であると報じています。

9――個々のマインドフルネスの実践タイプがもたらす神経生理効果の相違については現在解明されつつありますが（例 Travis, & Shear, 2010），誘導マインドフルネスが臨床催眠に類似することから興味深いトピックです。催眠はあくまでも単なる暗示を与えるための「ツール」（手段）であり，それ自体には臨床効果がないとみなされるのに対し，マインドフルネスでは実践そのものが情動調整をはじめ数々の良好な

効果を及ぼすことから，両者には齟齬が見られます。筆者はこの撞着をニューロサイエンス研究の視座から，帯状回前部と前頭皮質前野の結合（マインドフルネス）／脱結合（催眠）（Egner et al., 2005），および腹内測前島皮質と島の結合（催眠）／脱結合（マインドフルネス）（Jiang et al., 2016）の相違によるものではないかと推察しています。マインドフルネスと臨床催眠との全般比較については，Otani (2016) および Lynn et al. (2012) を参照してください。

10──偶発性除反応については，マインドフルネスと比較されることの多い催眠による段階的治療でも警告が発せられています（Brown, & Fromm, 1986, pp.277-278）。

11──「アンナ・O」，本名ベルタ・パッペンハイムはその後ソーシャルワーカーとなり，フェミニズムの立場から女性問題と積極的に取り組みました。ブロイアーの施した治療は中断され，あまり効果がなかったというのが定説となっています（Kaplan, 2004；Kimball, 2000）。

12──外受容性を高めるマインドフルネスは強迫性障害にも奏功します。筆者は疾病強迫観念を患うクライアントに呼吸ではなく，オフィスに設置された時計のカチカチという音に意識を戻すマインドフルネスを指導したところ，脱中心化が生じて症状が激減しました。クライアントはこの体験から「時計の音を想像する」マインドフルネスを始め，症状安定をはかることができるようになりました。

5 MB-POTTの第1段階(2)
PTSD症状安定のための
マインドフルネステクニック

> 患者のこころに潜むリソースを慎重に評価することを欠いてはならない。急性および（複雑性以外の）一般トラウマ反応では通常，こころのなかに十分な力が残っており，トラウマ記憶の統合ワークを成功に導くことができる。
> 　　　　　　　　　　（van der Hart, Brown, & van der Kolk, 1989, p.381 ［引用者訳］）

> トラウマからの回復はマラソンに喩えることができる。共に耐久性の試練であり，じっくり時間をかけた準備と繰り返しの鍛錬が必要とされる。身体の調整をもくろむ真摯な行動へのフォーカス，確信と勇気という心理面でも的を射ている。この比喩には明確な対人的側面が欠けているように思えるかもしれないが，これはトラウマ体験者がまず体験する孤独感に喩えてよい。
> 　　　　　　　　　　　　　　　　　　（Herman, 1997, p.174 ［引用者訳］）

　第4章ではMB-POTTの第1段階の概要，およびその実践に必要な諸条件について論じました。本章ではマインドフルネスの具体的なテクニックに焦点を当てることにします。マインドフルネスは情動調整と深く関わる［▶1］ことから，通常のタッチ・アンド・リターンでも十分効果がありますが，時と場合に応じてこれ以外のテクニックを利用することも必要とされます。幸いマインドフルネスは多様性に富み，PTSD症状安定という目的には次のようなアプローチが応用できます（**表❶**参照）。

> 1. カームイメージ
> 2. ミュージック・マインドフルネス
> 3. マインドフル・ウォーキング
> 4. ラベリング（モンキーマインド・コントロール）

表❶ ── PTSD症状安定のためのマインドフルネステクニック

　ここで1つ指摘しておかねばならないのは，これらのテクニックにはこれまで述べてきたマインドフルネスとは理論的および方法論的に若干異なる要素が含まれていることです［▶2］。タッチ・アンド・リターンをはじめとする，欧米や日本で現在主流となったマインドフルネスでは，「今，ここ」での現実を見つめ，それを「ありのまま」に受け入れるベア・アテンションが強調されます（第1章参照）。これに対し，PTSD症状安定には目的に応じたビジュアリゼーション（visualization／視覚化）や身体動作（somatics）といったアプローチが活用されます。サマタ瞑想に属するこれら一連のテクニックは臨床催眠の方法論と重複するところが多く，場合によってはジャーナ（*jhāna*）と呼ばれるトランス状態も醸しだすことから，マインドフルネスと催眠との技法的接点と考えられています（第1章参照）［▶3］。以下，(1) カームイメージ，(2) ミュージック・マインドフルネス，(3) マインドフル・ウォーキング，(4) ラベリング（モンキーマインド・コントロール），についての理論的背景を要約し，次いで実践見地から指示の与え方を解説します。

◉── カームイメージ

　本章の導入として引用したハーマンの言葉が明記するように，思いやりが深く，信頼のおける人物のイメージには，クライアントに安堵をもたらし，傷ついたこころを癒す作用があります［▶4］。テーラワーダ仏教の瞑想経典として最重視される『清浄道論』（*Visuddhimagga*）（Ñāṇamoli, 1999）の第2部「精神集中」（concentration）には「解脱者」（pp.192-209）や「いい友人」（p.98）を思

い浮かべる瞑想が記されています。ビジュアリゼーションは大乗仏教の瞑想でも用いられ，その一例として観音菩薩のイメージを思いを浮かべ，それと一体になる観音観などがあります（松原，1995, p.37）。情動調整に利用するイメージは単に人物に限らず，クライアントに安心感を与えるイメージならどのようなものでも構いません（例 風景，ペット，映画のシーンなど）。

　イメージを用いる症状安定は，催眠と認知行動療法をリンクさせた催眠認知行動療法でも利用されます。催眠アプローチでは，（1）プラスイメージを想起させる，（2）マイナス感情を中和させる，（3）ストレス反応の緩和を図ることが目標とされ，「安全な場や対象」（"the safe place, the safe object"），過去／近未来に予期可能な成功体験（時間再構成），分割スクリーン（"the splitscreen"），安らぎ（calm）を覚えるシーン，模範になる友人（"my-friend-John" technique），といったテクニックが活用されます（高石・大谷，2012, pp.277-290）。自律訓練法の上級訓練でも瞑想が活用されることは周知の通りです（シュルツ・成瀬，1968）。

　MB-POTTの症状安定で用いるカームイメージには，クライアントのこころと身体に安心とくつろぎを与えるものを利用します。安らぎを覚える風景や光景，絵画，友人や恩師，ペット，食べ物 [▶5]，映画のシーン，趣味や娯楽（例 旅行，スポーツ，園芸），健康法（マッサージ，エクササイズ）など多種多様です。アセスメントでは，クライアントに「どのようなイメージがリラックスしやすいですか？」と単刀直入に尋ねるのも一法ですが，「今までリラックスしたときのことを思い浮かべてもらえますか？」といった**体験記憶を利用する**方法も用います [▶6]。クライアントにイメージが浮かぶと，セラピストはそれについての詳細をたずね，**イメージの明確化**を図り，それをマインドフルネスの教示に取り入れるのです（大谷，2015）。たとえば，「その光景（風景）はどのような色ですか？」「友人（恩師）はどんな服装（表情，姿勢）をしていますか？」「ペットは何をしていますか？」「マッサージはどんな感じでしたか？」「そのシーンはどんな味（手触り，香り，響き）ですか？」など，**知覚に焦点を当てた問いかけ**です。質問には**現在形を用い**，ターゲットとなる指示のあとには**ポーズを挿入します**。こうした話法には，イメージによって想起される心身の安らぎ，落ち着き，リラクセーションを「今，ここ」に定着させる役割があります。以下は風景のシーンによるカームイメージです。

セラピスト◆ これまでにゆっくりくつろいだり，リラックスしたときのことを覚えていますか？（体験記憶の問いかけ）

クライアント◆ 数年前，ハワイに旅行したとき久しぶりにゆっくりとできました。朝早くに起きて，白い砂浜のビーチを散歩するのは最高でした。（少し微笑む）

セラピスト◆ 想像するだけでも素晴らしいですね！ そのときのことを思い出してもらえますか？

クライアント◆ はい。（目を閉じて深呼吸する）

セラピスト◆ イメージが浮かんできたらうなずいてください。（ポーズ）

クライアント◆ はい。（数秒するとうなずく）今，砂浜を歩いたときのことを思い浮かべています。

セラピスト◆ いいですね。そのまま沈黙してイメージに注意を払ってくれますか。そうしながら呼吸にも気づいてください。呼吸のペースを変える必要はありません。（クライアントの呼吸を数回確認してから）こうしているとイメージが少しずつ鮮明になってきます。
　海岸はどんな色ですか？（ポーズ）
　歩くときの砂の感触はどうでしょう？（ポーズ）
　もちろん海辺ですから潮の香りもありますよ。（ポーズ）（以上，イメージの明確化）
　イメージと呼吸に身を任せていると，あのときの落ち着いた感覚が段々と戻ってきます。（ポーズ）感じますか？

クライアント◆ （軽くうなずく）

セラピスト◆ 懐かしいですね。あのときの体験を「今，ここ」で思い出していると，くつろいだ感覚がはっきりします。（ポーズ）呼吸とリラックスしたイメージが溶けあって，こころと身体に癒しを感じます。こうしていると，これまでの疲れやストレスが徐々に薄くなってゆきます。（ポーズ）（症状安定）

　この教示が通常のタッチ・アンド・リターンとは若干異なることが窺えます。タッチ・アンド・リターンによって繰り返し意識を呼吸に戻すのではなく，寛ぎ(くつろ)のイメージに意識を集中させています。これが集中（サマタ）マインドフルネスが現象的に催眠に類似すると言われる所以です [▶7]。

　次はペットの子犬を想起させる教示です。

セラピスト◆ ペットの子犬の名前は何というのですか？（クライアント，「シャドーです」）（体験記憶の問いかけ）イメージのシャドーはどれくらいの大きさ

ですか？（ポーズ）毛色や表情，じゃれたときの鳴き声，子犬独特の動きなど，色んなことが思い出されます。そしてイメージがもっとはっきりします。（ポーズ）シャドーが戯れているときの無邪気な感情を思い出せますか？（ポーズ）（イメージの明確化）親しみのある思い出ですね。シャドーのイメージに注意を向けると自然と身体とこころが和みます。（ポーズ）こうしながら呼吸に注意を払ってください。タッチ・アンド・リターンです。（症状安定）（ポーズ）意識は呼吸とイメージの間を行ったり来たりします。呼吸に注意を払いながら，シャドーのイメージと落ち着いた感情にずっと気づきつづけてください。これを繰り返しましょう。

最後に，カームイメージが浮かばないと主張するクライアントのための教示を2例記しておきます。

> **セラピスト** ◆ 世界中にはたくさんの川があります。川というと，日本ではさらさら流れる小川のイメージを連想しますが，海外にはインドのガンジス河や南米のアマゾン河，エジプトのナイル河のようにとても大きな河があります。川というよりも，それこそ海のような大河です。これらはとても雄大でゆっくりと流れています。テレビで見たことがあるかもしれませんね。（イメージ想起）河のイメージを想像すると，タッチ・アンド・リターンをしている呼吸のペースも自然と落ち着いてきます。嵐で暴風雨が起こったりすると水面は荒れますが，ちょっと深いところにいくと河の流れは安定していて，水の温度も一定しています。そしてこころと身体もゆったりとしています。（ポーズ）水面の荒々しさは消えて，ゆっくりと落ち着いた流れが維持されます。嵐になると魚たちも水面からそこに降りてきて（ポーズ）しばらくリラックスします。外の悪天候や水面の荒れ模様はまったく感じられず（ポーズ）ただじっとしているだけで十分休まります。（症状安定）呼吸と河のイメージに意識を向けながらタッチ・アンド・リターンを繰り返してください。

これはマイナス感情を中和させる催眠テクニックをマインドフルネス用に修正したものです［▶8］。空想力に富み，イメージ没頭に長けたクライアントには，次のようなエベレスト登山でのベースキャンプをテーマにしたカームイメージも可能です。

セラピスト◆世界最高峰のエベレストの写真を見たことがありますか？　8,848メートルの神々しい雄大な山です。1953年からこれまでに4,000人以上の登山家が登山に成功しました。山頂から見下ろす景色はそれこそ言葉にならないほど壮大です。しかしこの山を登るのは非常にストレスがかかり，シビアです。外の気温は絶えず-20度から-40度，おまけにビュービューと強風が吹き，暴風雪になったりもします。山の表面は氷りついてツルツルで，そこを数十キロのリュックを背負って一歩一歩頂上に向かって進んでゆくのです。想像するだけでも大変ですね。（ポーズ）しかし慣れた登山家はそこにベースキャンプを建ててリラックスすることを心得ています。ベースキャンプとは何でしょうか？（ポーズ）簡単に言うと，小さなテントでできた休憩場所となる安全地帯のことです。テントは小型で軽いですが，非常に頑丈な素材でできており，そのなかには暖房具やヒーター，寝袋もあり，お湯を沸かして簡単な飲み物や食事も準備されています。外は極限の状況，ベースキャンプのなかは文字通りの別世界です。ハーッ！（ポーズ）長時間の緊張が解けて，やっとリラックスできました。（ポーズ）暖かい飲み物を飲んだり，チョコレートや甘いものも食べてエネルギーを補給する。高性能のスマホを使えば，音楽を聴いたり，家族や友人と話したりすることもできます。すると思わずウトウトしてきます。（ポーズ）身体が休まり，気持ちが落ち着いて，明日への意欲が湧いてきます。（ポーズ）このベースキャンプにはいつでも，どこにいても自由に帰ってくることができて，こころと身体を十分に癒すことができます。（ポーズ）このベースキャンプがあなたの心のなかにあるのです。

　大河やエベレスト登山の例は臨床催眠で用いられるメタファーに似ており，Lynn et al.（2012）が主張する催眠と集中マインドフルネスの接点がここに見られます。またメタファーは間接暗示として一般臨床でも十分に活用できるスキルです（Otani, 2016；大谷，2011, 2015）。カームイメージを容易に思い浮かべることのできないクライエントのために，こうした既成版（ready-made version）集中マインドフルネスの教示を準備しておくことも，トラウマの症状安定と軽減には欠かせません。

●──ミュージック・マインドフルネス

　MB-POTTによるPTSDの症状安定では，音楽を用いたミュージック・マインドフルネスも行ないます。マインドフルネスの源流である仏教では読経をはじめ，詠唱・詠歌（チャント）や真言（マントラ）の詠唱，尺八吹鳴，木魚や銅鑼，釣り鐘や磬子（部屋の鐘）などの連打といった儀式が盛んに執り行われますが，音楽を聴きながらの瞑想は実践されないようです［▶9］。懐かしい音楽を耳にすると昔の記憶が浮かんでくるのは誰もが体験するところですが，音楽には以前それを聞いたときの想い出や感情（state-dependent memory：状態依存性記憶）を呼び起こしたり，ストレスを解消させる働き，心身にもたらすプラスの影響などもあり，トラウマ治療へも応用されています（Batt-Rawden, 2010；de L'Etoile, 2002；Radstaak et al., 2014；Sutton, & De Backer, 2009）。こうしたなかRMT（Regulative Music Therapy：調整的音楽療法）と呼ばれるアプローチが國吉知子によって紹介され，マインドフルネスと比較考察されました（國吉，2013）［▶10］。RMTは「音楽に代表される外的刺激や心身に生起してくる諸反応に過度にとらわれることなく，あるがままにこれらを受け入れ，受け流せるようになること」（p.68）をねらいとしていますが，これはマインドフルネスの脱中心化に相当します。実践では「意識の振り子」と称される注意操作が繰り返され，これがマインドフルネスの核心である「ベア・アテンション」（ありのままの気づき）と軌を一にすることは以下の引用から一目瞭然です。

　　　音楽が流れている間，継続的に自らの意識（注意）を，①音楽，②身体，③思考（感情・気分）の3領域に偏ることなく動かし続ける態度を指す。意識を動かすタイミングや一つの領域に留まる長さや順番は全く自由である。その間，さまざまな思考やイメージが浮かんだり，身体感覚の喚起，音楽へのさまざまな感覚など，内面でいろいろと生起してくるが，参加者はそれらをよく観察し，生起するものを「あたかも車窓から景色が次々に流れ去っていくように」「あるがまま」に「受け入れ，受け流す」態度をとり続けるよう努める。ポイントは，①「音楽」「身体」「思考・感情・気分」のいずれかに意識が向いていると気づいたら，今向けているのとは別の領域に意識（注意）を向ける，②音楽を聴いている間，①を繰り返す，③どんな「思考」や「感覚」が浮かんでもそこから少し

距離をとり，「受け入れ，受け流す」要領でそれらを観察する，の3点である。
　　　　　　　　　　　　　　　　　　　　　　　　　　　　（國吉，2013, p.68）

　引用中の「意識の振り子」をタッチ・アンド・リターンに置き換えると，RMTはまさに音楽聴取によるマインドフルネスに一致します。音楽にはクラシック音楽が用いられ，「意識の振り子」の習得レベルに応じて漸進的にリストから選曲されます（國吉，2013, p.72）。

　ミュージック・マインドフルネスはPTSDの症状安定のみをねらいとする点において，音楽聴取自体による治療をねらいとするRMTよりは限定的です。MB-POTTでは原則として筆者が選んだ音楽を利用していますが，これはクライアントにトラウマ体験に伴う不快な感情や恐怖感を連想させないという配慮からで，もしクライアントが好む音楽があればそれを用いても構いません［▶11］。参考までに筆者が用いる音楽の一部とそのYouTubeアドレスを以下にリストしておきます（**表❷**）。

クラシック音楽
(1) *Going Home*（作曲：A. Dvořák, 演奏：André Rieu）（https://youtu.be/3GGbNK1c1hU）
(2) *Canon In D Major For Strings And Continuo*
　　（作曲：Johann Pachelbel, 演奏：Jean-François Paillard 楽団）
　　（https://youtu.be/1wiRRv80ehM）
(3) *Air* - Orchestral Suite No. 3 BWV 1068（作曲：J. S. Bach, 演奏：Jean-François Paillard 楽団）
　　（https://youtu.be/fGdB6bdNF8?list = PL9946c_lX7VsAMpirsXvz2AB9nK9iaUC_）
(4) *Largo* - Serse HWV 40, 'Xerxes' : Act I "Ombra mai fu"
　　（作曲：G.F. Händel, 演奏：Jean-François Paillard 楽団）（https://youtu.be/4L9knQNHbw0）
(5) *Intermezzo Sinfonico*（作曲：P. Mascagni, 演奏：Wiener Philharmoniker 交響楽団，指揮 H. von Karajan）（https://youtu.be/LCVNHu3qtDo）

日本唱歌
(6) おぼろ月夜（作詞：高野辰之，作曲：岡野貞一，演奏：Jean-François Paillard 楽団）
　　（https://youtu.be/oIHqmWAynQw?list=PLyKo5Ygmm7TILmGHQdS5Q0SSXaTRz2V48）
(7) 夕焼け小焼け（作詞：中村雨紅，作曲：草川信，演奏：Jean-François Paillard 楽団）
　　（https://youtu.be/DVBwoESUbB8?list=PLyKo5Ygmm7TILmGHQdS5Q0SSXaTRz2V48）

映画音楽サウンドトラック
(8) *The Cider House Rules*（The Main Theme）（作曲：Rachel Portman, 演奏：John Lenehan & David Snell）（https://youtu.be/NHk1P9iwOQQ）

(9) *The Ludlows from Legends of the Fall*（作曲・演奏：James Horner）
（https : //youtu.be/jaxZeisCHv8?list=RDjaxZeisCHv8）
(10) *Hymn from The Chariots of Fire*（作曲・演奏：Vangelis）（https : //youtu.be/rEXUxVzJhuM）

ヒーリング音楽
(11) *Blessing*（作曲・演奏：Deuter）（https : //youtu.be/5_2XI1qyxTE）
(12) *Surfing the Clouds*（作曲・演奏：Deuter）（https : //youtu.be/peA-ienOxhg）

表❷──ミュージック・マインドフルネスに用いる音楽

リストにはパイヤール室内管弦楽団（Orchestre de chambre Jean-François Paillard）の曲が目立ちますが，豊潤な音色と悠長なテンポで知られたグループだけあって，マインドフルネスによる情動調整と症状安定には最適です。なかでもパッヘルベルのカノン（*Canon in D*）とヘンデルのラルゴ（*Largo*）はひときわ輝いています。パイヤール楽団はバロック音楽のみならず日本の童謡も録音しており，日本人クライアントには打ってつけです。映画音楽のサウンドトラック（サントラ）にもミュージック・マインドフルネスに適した曲が多く，筆者の用いる3曲をリストしました。ヒーリング音楽の領域ではドイテルがひときわ優れており，とりわけブレシング（*Blessing*）は症状安定には欠かせない白眉の一曲です。

ミュージック・マインドフルネスはタッチ・アンド・リターンから始め，次のような教示を用います。

> これから音楽をかけます。タッチ・アンド・リターンを繰り返しながら，聞こえてくる音色に注意を向けてください。そうするとこれまで気づかなかった考えや気持ち，記憶，イメージがこころと身体に浮かんできます。（ポーズ）懐かしい感情や昔のことを思い出すときもあります［▶12］。どのようなことでもそれに気づき，タッチ・アンド・リターンをしながら呼吸に戻ります。もしイメージや想い出，感覚などに意識が集中してタッチ・アンド・リターンを忘れても，気づきが再び「今，ここ」に戻ったら，タッチ・アンド・リターンを繰り返すだけです。（ポーズ）こうすると非常に気持ちが落ち着き，リラックスします。自分のペースで気楽にタッチ・アンド・リターンを繰り返してください。

このように基本はあくまでもタッチ・アンド・リターンであり，これに音楽がもたらす感情や感覚をアレンジして心身の安定を図るのがこのアプローチのねらいです。

聴覚による意識集中から症状安定をねらうミュージック・マインドフルネスでは，原則として歌詞のついた音楽は用いません。歌詞がベア・アテンションを妨げ，症状緩和を図る「今，ここ」での体験に気づくことを困難にするという懸念からです。リストアップした音楽が楽曲だけとなっているのはそのためです［▶13］。

●──マインドフル・ウォーキング

歩行が健康増進を促進させることは周知の通りですが（Archer, 2015），身体の動きに気づきを向ける動的なマインドフルネスも，MB-POTTの症状安定のテクニックとして活用されます［▶14］。動きに注目するマインドフルネスとしてはマインドフル・ウォーキング（Prakhinkit et al., 2014）が代表格ですが，最近ではマインドフルヨーガをはじめ，太極拳や気功，武道にまでマインドフルネスの要因が指摘されるようになりました［▶15］（Chrisman, Christopher, & Lichtenstein, 2009 ; Dempsey et al., 2014 ; Naves-Bittencourt et al., 2015 ; Salmon et al., 2009）。マインドフルネスは元来，我々の生活と密着したものであり，食事（マインドフル・イーティング）（Kristeller, Baer, & Quillian-Wolever, 2006）から掃除，洗濯，皿洗など家事全般，ひいては園芸，生け花，茶の湯，舞踊といった趣味ごとまで，朝から晩まで日常茶飯事すべてに実行されることが理想です。禅修業で作務が重視されるのはこのためです。第1章のはじめに引用したパーリ語原始仏典『長阿含経』の「沙門果経」はこれを敷衍したものです。

マインドフル・ウォーキングの効果に関しては，ドイツ人の研究チームによるランダム化を用いたエビデンスが参考になります（Teut et al., 2013）。結果を見ると，10分間の歩行と10分間のマインドフル・ウォーキングの計20分の実践によって，統計的に有意なストレス低減効果が4週間目から現われました。興味深いことに，効果は心理面（落ち着き，はつらつ感，感情の安定など）のみに限られ，身体面には有意な差異は見られませんでした（Teut et al., 2013, p.4）。

この研究ではマインドフル・ウォーキングが普通の歩行と組み合わされており，マインドフル・ウォーキングのみの効果を判定できないのが残念です［▶16］。とはいえ，この研究結果はマインドフルネスを組み合わせた歩行がストレス対策となるエビデンスを示しており，トラウマの症状安定手段として適格であることを裏づけています。ちなみに歩行そのものにもPTSD症状を抑制する効果があるようです。オーストラリアで行なわれた「単に歩くだけ」の研究では，総歩行時間とPTSD症状の重症度とのあいだに有意レベルの負の相関（$r = -.39, p <.001$）が得られました（Rosenbaum et al., 2015）。相関値であるため両者の因果関係を推察することは控えねばなりませんが，ウォーキングのもたらす心身への影響を考慮すると，歩行はPTSDのクライアントに極めて有効であり，これを足がかりにマインドフル・ウォーキングへと進めてゆくのが最善策と言えます。

　マインドフル・ウォーキングの指導にあたり，筆者はまず座位でのタッチ・アンド・リターンから始め，それを歩くときに応用するよう指示しています。マインドフルネスの中心要因である「ありのままの気づき体験」なしには歩行のマインドフルネスが実行できないからです。マインドフル・ウォーキングの方法は一定しておらず，クライアントの好みや状況に合わせてペース，距離，時間，場所，速度を選びます。歩行にあたってはまず直立での身体感覚に気づくことから指導します。「両足の裏，つま先，くるぶし，ふくらはぎ，膝，上脚，腰，上体，腕，肩，首，頭はどのように感じるか？　体重は両足均等にかかっているか，片寄っているか？　姿勢は直立か，前かがみか，後ろぞりか？」などです。これにつづけて歩行に進むのですが，このとき「どちらの足を最初に動かすか？　片足を上げたとき，反対の足はどのように感じるか？　足を宙で前進させるときはどのような感覚か？　降ろすときは足のどの位置が最初に地面に触れるか？　そのとき体重はどのようにシフトするか？」など，これまで意識しなかった歩行動作に伴う感覚を詳しく観察するように教示します。ベトナム人仏教僧のティック・ナット・ハン（Thich Nhat Hanh）師は「大地をあたかも両足でキスするように歩きなさい」と教えていますが，これはマインドフル・ウォーキングに必要とされる繊細さを説いた名言です（Hanh, 1991, p.24 ［引用者訳］）。こうして歩行を中心とした身体感覚に細かく注意を向けながらタッチ・アンド・リターンを行ない，脳裏に浮かんでくる考え，感情，イ

メージをありのまま，判断せずに認識し，呼吸に戻ります。これが筆者がMB-POTTによる症状安定として実践するマインドフル・ウォーキングです。

マインドフル・ウォーキングの実践についてもう1つ記しておきたいことは，アプローチに柔軟性をもたせることです。瞑想のテキストには，静かな場所でどれくらいのペースで何分間実行するのが望ましいなどといった記述が目立ちます。エクササイズの観点からはこのアドバイスに一理あるかもしれませんが，**マインドフルネスの主眼はあくまでも態度であって，形式にとらわれすぎると本質を見失う**ことになりかねません。トラウマ体験者には人気のないところを歩くことに不安や恐怖を覚える方も少なくないので，**「安全な場」でマインドフル・ウォーキングを実行する**ことが重要です。周囲の環境（気候，道路事情，安全性など）を考慮することはもちろんです。筆者の住むメリーランド州は，夏は猛暑日，冬は雪でおおわれることの多い土地柄で，外での歩行は気候のよい春と秋を除いては困難となりがちです。このためガレージからオフィスまでの歩行，ビルの階段上り下り，量販店ショッピングセンターでカートを押しながらの買い物などを勧めています。自宅ではエクササイズ用ウォーキングマシンでの運動をマインドフルネスに用いることも可能です。こうしたクライアントのニーズに合わせたきめ細かい工夫が臨床活動には要求されます［▶17］。

●──ラベリング（モンキーマインド・コントロール）

モンキーマインドとは猿が木から木へ飛び交うように，タッチ・アンド・リターンの実践中，雑念が脳裏に湧き立つ現象を言いますが（第1章参照），PTSDに伴うフラッシュバックはこのモンキーマインドとみなすことができます。筆者のもとを訪れたあるクライアントは，前夫のセクハラ行為と言動がトラウマとなり，現在の夫が他の女性と話すのを見たり，そうした光景を想像するだけでも，かつてのセクハラ体験がフラッシュバックする状況に陥っていました［▶18］。このケースでは，症状の安定化としてまずフラッシュバックについての情報提供を行ない，それが生じる際にマインドフルネスのラベリングを活用しました。ラベリングについては前章ですでに説明しましたが（第4章参照），モンキーマインドによるトラウマ症状の安定化には，（1）フラッシュバックが生じたら内

容を度外視する，(2)「フラッシュバック，フラッシュバック」とラベリングを行なう，(3) タッチ・アンド・リターンによって呼吸に注意を向ける，という3ステップを繰り返します。原則は簡単ですが，**フラッシュバックにはトラウマ体験時の感情や感覚，イメージ，非力感などが伴うことから，内容を等閑視し，フラッシュバックとラベリングを行なえるようになるには訓練を要します**。ラベリングの繰り返しはマインドフルネスの脱中心化（第1章参照）を促進させ，フラッシュバックを抑えます。筆者のクライアントもこのステップを習得し，1週間ほどでフラッシュバックが生じてもあまり気にならなくなり，単なる「過去のトラウマに根ざした考え」と考えられるようになりました。この結果，トラウマ症状の不安や緊張感が軽減したのみならず，症状に対する非力感も離婚後はじめて消失しはじめました［▶19］。

これがMB-POTTの第1段階が目指すマインドフルネスによる症状安定の好例です。ラベリングによるフラッシュバック・コントロールには次の3ステップ教示を用います。

> フラッシュバックが過去のトラウマの感情や感覚，考えといった体験の繰り返しにすぎず，それを追い払おうとすればするほど余計ひどくなることから，マインドフルネスのモンキーマインドと同じであることは説明しました。今度フラッシュバックが起こったら，このことを思い出してください（ステップ1）。そして「フラッシュバック，フラッシュバック」とラベリングしながら（ステップ2），呼吸に注意を戻します（ステップ3）。フラッシュバックには不快で嫌なイメージや感覚がつきまとうので，すぐにはできないかもしれませんが，スキルですから練習して慣れると必ず実行できるようになります。これはフラッシュバックというモンキーマインドに対処するスキルです。もしイメージや感情にとらわれたら「イメージ，イメージ」「感情，感情」とラベリングしても構いません。そして再び呼吸に注意を払いタッチ・アンド・リターンを行ないます。フラッシュバックが生じたらこれを繰り返してください。

この教示から，マインドフルネスのラベリングによるフラッシュバック・コントロールが認知行動療法（CBT）の再ラベリング技法（relabeling）(Kubany, 1994) に類似していることが窺えます。CBTによるPTSD治療では前部帯状回皮質と扁桃体に変化が見られますが (Felmingham et al., 2007)，マインドフルネスのラ

ベリングが同じ可塑性の効果をもたらすかどうかは現在のところ不明です。

●──まとめ

　本章ではMB-POTTによるPTSD治療の第1段階である，症状安定のために有効なマインドフルネスのテクニックを詳述しました。(1) カームイメージ，(2) ミュージック・マインドフルネス，(3) マインドフル・ウォーキング，(4) ラベリング（モンキーマインド・コントロール），という4つのテクニックにおいて，イメージや音楽，動作，認知変化などの適用はサマタ瞑想の要素を含みますが，いずれもマインドフルネスの領域に属するテクニックであることには違いありません。第3章と第4章で論じたトラウマ治療の原則を遵守しながら，いずれもタッチ・アンド・リターンから始め，順次このステップへと進めるのが原則です。

註
1──マインドフルネスに伴う情動調整の大脳機制については前部帯状回皮質（the anterior cingulate cortex：ACC）の関与が特に濃厚です。ニューロサイエンスの視座からみたマインドフルネスの特徴については『マインドフルネス入門講義』（第5章，pp.70-74）で論じました。
2──理論的にはヴィパッサナー系とサマタ系の相違です。前者は「観想」「洞察瞑想」「選ばないアウェアネス（choiceless awareness）」（Krishnamurti, 1987），後者は「止観」「集中瞑想」などと呼ばれます。ヴィパッサナーとサマタについては，瞑想時における三昧（*samādhi*）およびジャーナ（*jhāna*）という意識変容状態（altered states of consciousness：ASC）の観点から活発な議論が展開されています（大谷，2014，pp.22-24）。現在実践されているマインドフルネスはヴィパッサナーから派生したもので前者に属しますが，本章で解説するテクニック，および後述するラビング・カインドネス瞑想（第8章参照）は後者を中心とするアプローチです（Jinpa, 2015）。ちなみに「禅」と"*jhāna*"の語源は共にサンスクリット語の*dhyāna*で，これはヨーガ八支則の7番目の概念（8番目は三昧（*samādhi*））に相当します。仏教瞑想とヨーガの関連がここに窺えます（King, 1980, p.41）。
3──とはいえ，仏教瞑想を源流とするマインドフルネスと催眠との関係は未だ曖昧な点が多く，両者の関連性の解明は今後の大きな研究課題です（Lynn et al., 2012 ; Otani, 2016）。こうしたなか，催眠がPTSD症状に極めて効果的であるというメタ分析結

果（治療4週間後フォローアップ効果量 d = 1.58）（Rotaru, & Rusu, 2015）が発表されました。マインドフルネスが果たして同様に奏効するかどうかが今後の大きな研究テーマのひとつです。

4──信頼のおける人物，さらには解脱者のイメージ想起は，クライアントの愛着システムを活性化させ，これによって情動調整やトラウマイメージの低下が生じると考えられます（Bryant, & Foord, 2016）。

5──Comfort food（カムフォート・フード）という英語表現はこれを表わしたものです。疲れたとき，ストレスに陥ったときなど，こころと身体を落ちつかせ，リラックスさせるために口にする食べ物の総称です。

6──臨床催眠の間接暗示のひとつで，間接連想フォーカス（indirect associative focusing）と呼ばれます（Erickson, & Rossi, 1979）。ミルトン・エリクソン（Milton Erickson）はこれを布石にしてターゲットとされる特定の感情をまず呼び起こし，それを直接暗示で「固定化」させる2ステップアプローチをフルに活用しました。この暗示パターンはマルコフ連鎖モデルと呼ばれる統計手法で確認されています（Otani, 1989）。

7──画像診断によると，気づきによる（ヴィパッサナー）マインドフルネスでは扁桃体（the amygdala）の活動低下が生じると同時に，前頭前野皮質（the prefrontal cortex）が前部帯状回皮質（the anterior cingulate cortex）や頭頂頭頂皮質（the fronto-parietal cortex）と機能的**結合**（functional coupling）を起こします（Brewer et al., 2011 ; Doll et al., 2016 ; Jang et al., 2011）。同時に腹内側前頭皮質と右島皮質とが**脱結合**します（Farb et al., 2007）。島皮質が自己概念に関わることから，この機能によって思考を単に思考と捉え，自己の属性とみなさない脱中心化が可能になり，情動調整が図られると推察できます。

　これに対し，催眠では前頭前野皮質と前部帯状回皮質との間に脱結合が生じ，これが催眠トランスによる解離のメカニズムと考えられます（Egner, Jamieson, & Gruzelier, 2005）。加えて，腹内側前頭皮質と右島皮質との**結合**が最近判明しました（Jiang et al., 2016）。これは**マインドフルネスと催眠とは同じイメージを用いても神経生理的には異なることを意味します**。集中マインドフルネスによる脱中心化と，催眠治療による解離との間にはこうした神経生理レベルでの機能的相違があると考えられます（Otani, 2016）。

8──オリジナルの催眠バージョンは高石・大谷（2012, pp.285-286）に記載されています。

9──仏教瞑想では「鳴り物」と呼ばれる楽器や音声語句の繰り返しなど能動的な手段が活用され，音楽や読経の傾聴といった受動的手段は取り入れられていないようです。声明や天台止観，密教瞑想などにおける「声の技」については大内典による貴重な研究があります（大内，2016）。ちなみに「瞑想ミュージック」といった類の音楽を用いる最近の瞑想やマインドフルネスはニューエイジのスピリチュアル系カテゴリーに属するもので，筆者の調べた限り仏教とは無関係です。

10──音楽療法全般については本書の対象範囲外ですが，大脳前頭側頭域にマインドフルネスと同様の変化が起こることが脳波研究から判明しています（Fachner, Gold, & Erkkilä, 2013）。

11──クライアントの自選による音楽が健康と自己充足感（a sense of well-being）に好影響を与えることは，Batt-Rawden（2010）の研究から判明しています。

12──催眠療法の見地からは年齢退行を示唆する間接暗示に相当します（高石・大谷，2012, pp.190-193）。
13──これに対し催眠認知行動療法では歌詞のついた音楽を治療手段として用いることが可能です。筆者は日本人クライアントには美空ひばりの「川の流れのように」（作詞：橋本淳，作曲：中村泰士）を，米国人クライアントにはWhitney Houstonの *The Greatest Love of All*（Composed by Michael Masser, Lyrics by Linda Creed）をトランス状態で聴かせ，歌詞を暗示として用いています。最近発売されたEnya（2015）の *Solace* や *Remember Your Smile* なども英語圏では利用できると考えています。
14──マインドフルネスの第一義は気づきの訓練とその日常化による認知作用（「こころ」）のコントロールですが，動作や挙動（「からだ」）の気づきも行動面だけでなく精神面にも影響を与えます。トラウマが心身両面に影響を与える事実に照らし合わせると（第1章参照），マインドフルネスがトラウマ治療に極めて適切な手段となりうることを示すものであり，ヴァン・デア・コルク（van der Kolk, 2014）をはじめとするトラウマ臨床家たちが近年「身体（ボディ）アプローチ」や「ソマティック・メソッド」に注目したのもそのためです。理論面からは，トラウマ治療のソマティック・エクスペリエンス（Levine, 1997），身体障害に適用される成瀬悟策の動作法（成瀬，1995）やフェルデンクライス・メソッド（Feldenkrais, 1972）（第1章・註1参照）などの方法論の違いは別として，原理は類似すると考えてよいでしょう。気づきが実行機能，感覚，運動の諸領域に果たす役割，およびその神経生理のメカニズムについては，クラークたち（Clark, Schumann, & Mostofsky, 2015）による認知心理および神経心理の視座からADHDを例に引いた考察があります。
15──もっともこれは欧米での現象であって，日本では禅の巨匠沢庵宗彭（1573-1646）が『不動智神妙録』を著わし，剣術家柳生宗矩（1571-1646）に極意書と与えたことからも明白なように，武道における「こころ」，すなわち注意操作の重要性が古くから認識されていました。沢庵は剣術の奥義を観音経を引いて「應無所住而生其心」（こころをどこにも置かねばどこにでもある）と喝破していますが，これはまさにマインドフルネスのベア・アテンション，臨床における脱中心化にほかなりません。
16──マインドフル・ウォーキングは単なる歩行に比べて，うつに奏効することが報告されています（Prakhinkit et al., 2014）。
17──天台宗僧侶で戦後2番目に千日回峰業を満業された葉上照澄大阿闍梨は，その後実際に歩かれた比叡山の道のりを一歩一歩克明にイメージしながら瞑想する千日運心回峰業を成就されました（葉上，1997）。この偉業からマインドフル・ウォーキングがイメージとしても十分に実践可能なことが窺えます。
18──これを強迫性障害（OCD）とみなすことも可能ですが，裏切りトラウマ（第2章・註10）が引き金となった事実を考慮すると，PTSDの侵入症状と捉えるのが妥当です。
19──プラユキ・ナラテボー師の指摘したラベリングに伴う問題については，第1章・註17を参照してください。

6 MB-POTTの第2段階(1)

トラウマ統合
──明確な記憶に対処するマインドフルネステクニック

  (5)「喜びを感じながら息を吸う」と精進する。
   「喜びを感じながら息を吐く」と精進する。
  (6)「平穏を感じながら息を吸う」と精進する。
   「平穏を感じながら息を吐く」と精進する。
  (7)「身体要素を感じながら息を吸う」と精進する。
   「身体要素を感じながら息を吐く」と精進する。
  (8)「身体要素の静まりを感じながら息を吸う」と精進する。
   「身体要素の静まりを感じながら息を吐く」と精進する。
   (アーナパーナサティ，中部経典118)（大谷，2014，p.37)

 クライアントはトラウマ体験について語る。何も隠さず，すべてを詳しく，つぶさに語る。実際，この再構築によってトラウマ記憶が変容し，体験者のアクセスできる記憶の一部となる。 (Herman, 1997, p.175［引用者訳］)

 MB-POTTの第1段階によって症状が安定すると，第2段階のトラウマ統合（integration of trauma）へと進みます。MB-POTTをはじめとするすべての段階的治療ではトラウマ統合が核心となりますが，これは一体何を意味するのでしょうか？ 実は筆者もかつて研修中にこう問われて，とっさに返答できず困った覚えがあります。本章でトラウマ統合のためのマインドフルネス技法について論じるに先立ち，まずトラウマ統合の概念から考察しましょう。

●──トラウマ治療における統合の意味

　PTSD治療，特に精神分析療法ではフロイト以来「カタルシス」（catharsis）すなわち除反応（abreaction）によるトラウマ解消が治療の中心と考えられてきました。最近ではこれに伴なう危険性や薄効果への懸念から，トラウマの統合が重視されるようになりました（第3章参照）[▶1]。トラウマの解消から統合への変遷とその理論背景についてはヴァン・デア・ハートとブラウンの優れた著作に委ねますが，現在では計画的除反応を活用した，トラウマ記憶の修復が治療の主流になっています（van der Hart, & Brown, 1992）。認知行動療法（CBT）では持続エクスポージャー（PE）を活用しますが，第三世代の認知行動療法のACTやDBTではPEに代わってマインドフルネスが応用されます。
　トラウマ統合に関する識者たちの見解は次のようなものです。

> 〔トラウマ統合とはトラウマ体験〕の意識的な気づきとそれによる意味づけのことで，トラウマは確実に終わった，今ではもはや起こってはいないのだと実感すること，そしてこの体験は自己の過去，現在，将来の人生に必ずや反映されるものであると理解を進めてゆく過程である。［…］この気づきによって過去のトラウマ体験を自分の歩んできた道として証言する能力がクライアントにおいて高まり，身体化や行動によるトラウマの再現防止ができるようになる。
> 　　　　　　　　　（van der Hart, & Steele, 2000, pp.4-5［引用者訳］）

同様の見解は，第3章で触れたブラウンとフロムたちの記述にも見られます。

> 逐次的な事実把握，ワークスルー，統合により，〔トラウマの〕侵入症状〔引用者注：フラッシュバック，過覚醒，反覆思考など〕に対してクライアントのコントロール感を増幅させ，トラウマ体験についての認知処理を完結させることである。　　　　　（Brown, & Fromm, 1986, pp.273-274［引用者訳］）

　こうした知見の背後に想定されているのはトラウマの引き起こす解離であり，**解離された記憶の回復と意味づけ，それの自己概念への取り込みと整合化**がトラウマ統合に深く関わるということです（Culbertson, 1995）。このプロセスに

おいては「『分裂排除（split-off）』された感情，特に恐怖と激怒を自我に統合させること」が重要な役割を果たしますが（van der Hart, & Brown, 1992, p.136［引用者訳］），自責（shame）や罪悪感，非力感といったトラウマ特有の感情の統合も必要なことは言うまでもありません。

　解離された記憶の回復とその整合化は，トラウマのナラティヴ化と言い換えることができます。ナラティヴ（ストーリー）とは物語（story-telling）のことですが，「ある物事（体験）について語る」ことによって，(1) 過去の経験に照らし合わせた将来の予測，(2) 自己と他人の気持ちを推量した相互理解，(3) 体験に伴なう思考と感情との関連づけ，が可能になります（Wigren, 1994）。つまりナラティヴ化によって我々は，心理機能の安定（将来の予測），対人関係の促進（相互理解），情動の調整（思考と感情の関連）を図るのです。通常体験のナラティヴ化は容易であり，友人と語り合ったり，旧友と語り明かすことが快く感じられるのはナラティヴを共有するからです。

　これに対し，トラウマ体験のナラティヴ化は困難を極めます。解離された記憶は断片的であるばかりでなく，トラウマが生じた時間や場所，状況などを曖昧にし，感情と思考の区別が不明瞭になっています［▶2］。ナラティヴ構築の失敗はさらにフラッシュバックや，トラウマ特有の孤立感と非力感，自己の物体化と基本的価値観の歪みといった現象を引き起こすこともあります（Ehlers, Hackmann, & Michael, 2004）。こうした事実に照らし合わせると，**トラウマの統合とはその原因となった体験を物語として再構成し，それを完結させること**と定義できます。英語に"giving voice"（「声を与える」）という表現がありますが，「言葉を失う」体験（Herman, 1997）を"giving voice"によって言語化することがナラティヴ化です［▶3］。MB-POTTではマインドフルネスによってトラウマ体験をありのままにじっと見つめ，それによってナラティヴ化を行ないます。

　マインドフルネスによるトラウマのナラティヴ化は技法的にCBTのPE（石丸・金, 2009 ; Powers et al., 2010）と似ていますが，理論的にはまったく異なります。PEは恐怖を引き起こす刺激に一定時間，繰り返し直面することによってその反応が低減する現象で，順化（habituation）と呼ばれます［▶4］。トラウマの原因となった出来事（例 交通事故のシーン）をイメージし，それに伴う感情や思考，身体反応が消失するまで維持することによって順化が起こるのです。

これに対し，マインドフルネスの効果は主として脱中心化と情動調整によるもので，順化ではありません [▶5]（第1章参照）。マインドフルネスでは事故のイメージを想起しますが，呼吸へのタッチ・アンド・リターンを絶えず繰り返し，恐怖イメージと呼吸との両方に注意を払います（マルチモードの気づき）。ニューロサイエンス研究によると，このとき扁桃体の非活発化，頭前前皮質と帯状回との機能的結合，および腹内測前頭皮質と右島皮質と脱結合が見られます（第5章・註7参照）。PEのようにイメージに伴なう不安や身体反応が「軽減（もしくは消去）する」のではなく，あっても「気にならない」，脱中心化された状態です。恐怖イメージが「単なるイメージ」となるのです。PEに代わってマインドフルネスを用いるACTやDBTなどでは，順化と脱中心化を同一視する傾向がありますが（Gloster et al., 2012 ; Lynch et al., 2006），現時点ではもう少し慎重な検証が必要とみなすべきでしょう（Treanor, 2011）[▶6]。

　最後に，マインドフルネスのゲートウェイ仮説の視座からトラウマ統合について検討してみましょう。ゲートウェイ仮説についてはすでに第1章（pp.33-34参照）で論じましたが，この説は次のようにまとめることができます。うつや不安などに伴う反芻思考は「悪玉」のDMN（デフォルトモード・ネットワーク）機能に関わり，マインドフルネスの気づき訓練はこれに代わって「善玉」の背外側前頭前野（dlPDF）による実行機能を促進させます。このDMNからdlPCFへの転換にはBA10（ブロードマン領域10）がスイッチ役を果たし，加えてdlPFCと島皮質との間に脱結合が見られ，このプロセスが症状の脱中心化につながるのです（Kingsland, 2016）。

　トラウマ統合，すなわち体験のナラティヴ化をこの仮説に当てはめると，解離されたトラウマ記憶はDMNによって支配されているとみなせます。DMNの認知機能が漠然とした，意図的なタスクに関与しない性質であることを考えると，これは十分に納得できます。この状態においてマインドフルネスの実践によりBA10が関与し，トラウマ記憶の処理はDMN（特に後部帯状回）からdlPFCに変換されます。この結果，これまで曖昧になっていた体験にストーリーが生まれることになりますが，前頭葉皮質と島皮質の脱結合から「トラウマ体験時のナラティヴ」となり，不安や反芻を起こすことにはつながりません。これがゲートウェイ仮説からの推測です。理論的には整合していると筆者には思えます。

●──トラウマ統合のマインドフルネステクニック

『考想息止経』(*Vitakkasanthāna Sutta*／中部経典20) と呼ばれる仏典には，瞑想中に生じる邪念や妄念に対する5つの対処法が具体的に記されており，マインドフルネスによるトラウマのナラティヴ化に関しても大いに参考になります。

> 比丘たちよ，意識を高めるために，折にふれて内省すべきことが5つある。その5つとは何か？（瞑想中に不浄な考えに囚われたなら）……**清い考えに注意を向けよ**……（もしこれが十分でなければ）**不浄な考えのもたらす結末を考えよ**……（もしこれが十分でなければ）**不浄な考えに注意を払わないようにせよ**……（もしこれが十分でなければ）**不浄な考えの原因が静止する様相に注意を向けよ**……（そしてもしこれでも十分でなければ）**歯を食いしばり，舌を上あごに押しつけ，心を抑え，不浄な考えを打ち砕き，発散させよ**。
> (Gethin, 2008, pp.152-154［強調・訳ともに引用者］)

釈迦の教示した方法が現代の認知行動療法に呼応することは，この引用からも明らかです。最初の2つは「間違った考え」を抑制し「正しい考え」を認識するという，いわゆる「旧世代」(第二世代) の認知行動療法に相当します。これに次ぐ3番目の「不浄な考えに注意を払わないようにせよ」はマインドフルネスの脱中心化に代表される「新世代」(第三世代) の認知行動療法に当たります。4番目の「不浄な考えの原因が静止する様相に注意を向け」ることは系統的なイメージ・リスクプティング (Imagery Rescripting : IRS) (Smucker et al., 1995) に類似すると言えるでしょう［▶7］。仏典には駆け足で急ぐ人を例に挙げ，「なぜ自分は駆け足で急いでいるのだろう？　もう少しゆっくり歩いてみよう。なぜ自分はゆっくりと歩いているのであろう？　歩くのを止めてみよう。なぜ自分はこの場に立ちすくんでいるのだろう？　座ってみよう。なぜ自分はこの場に座っているのだろう？　横になってみよう」という比喩による漸進的な調心法が述べられています (Gethin, 2008, p.154)。単にこころを「あるがまま」に任せるのではなく，不安解消の目的に向けて，段階的にイメージを構築してゆく積極的なアプローチです。これはマインドフルネス実践中に突発する除反応 (偶発性除反応) への対処に適した方法論で，第7章で詳しく論じます。

最後の「歯を食いしばり，舌を上あごに押しつけ，心を抑え，不浄な考えを打ち砕き，発散させよ」はPEに準じるとみなしてよいでしょう［▶8］。このように仏教で実践されるマインドフルネスは多様性に富み，トラウマ統合の臨床にヒントを与えてくれます［▶9］。

　巨視的には，マインドフルネスによるトラウマのナラティヴ化は，（1）トラウマ記憶の明確化を図るもの，（2）トラウマ記憶が引き起こす不安や身体反応を軽減させるもの，という2種類に大別できます。前者は解離記憶をねらいとし，後者は侵入と回避症状を対象にします（第2章参照）。ただし，前述したように，トラウマ体験をイメージすることはクライアントにとって苦痛となりやすく，PE治療を受ける3〜4人のうち1人（24〜31％）がドロップアウトするという数字がこれを裏づけています（van Minnen, Arntz, & Keijsers, 2002）。さらにイメージ中に予期せぬ除反応が起こることも十分に考えられます。マインドフルネス実践中にもこうした偶発性除反応の起こる可能性があり，クライアントにとっての安全な場と安心できる対象（第3章参照）をつねに確認することが必要です［▶10］。ピーター・レヴァイン（Peter Levine）の開発したソマティック・エクスペリエンス（Somatic Experiencing：SE）では恐怖感の漸増（タイトレーション）や安心感との交互提示（ペンジュレーション）といった手法が活用されますが（Payne, Levine, & Crane-Godreau, 2015），これらはトラウマ症状安定を目的としています。

　MB-POTTでは身体症状に焦点を合わせたテクニックをフル活用します。トラウマが引き起こすPTSDの身体症状や身体解離についてはすでに第2章で論じました（pp.44-47参照）。第三世代の認知行動療法ではマインドフルネスによる「こころの流れ」や「思考・感情変化」といった認知面の気づきが強調されがちですが，身体感覚への注意（内受容性気づき：interoceptive awareness）亢進はマインドフルネスのもたらす大きな特色のひとつであり，幅広い応用が可能です。ボディスキャンはこれを応用したテクニックの典型であり，ほかにもマインドフル・ウォーキング，さらにはプラユキ・ナラテボー師が紹介した手動瞑想（チャルーン・サティ：Mahasati Meditation）などもあります（ナラテボー，2009）。トラウマ統合はこころと身体（からだ）両面でのマインドフルネスによってはじめて可能となるのです。

　MB-POTTでは5種類のマインドフルネス技法をトラウマのナラティヴ化に

用います。本章ではトラウマ記憶が明確な場合に適用できる3つのテクニックについて解説し（**表❶**参照），断片化された記憶と除反応に対処する2つの技法，これに偶発的除反応への対処法を加えた3つの技法については次章で論じます。いずれのテクニックもインパクトが強く，実践を通じて**安全な場と安心できる対象の確立**を忘れてはなりません。

```
1. 集中マインドフルネス
2. 分割マインドフルネス
3. ボディスキャン
```

表❶──トラウマ統合のためのマインドフルネステクニック（1）

◉──集中マインドフルネス

クライアントがトラウマ体験を明確に記憶しており，特に侵入や解離などのトラウマ症状に関連する特定のイメージ［▶11］がはっきりしている場合，それに注意を促し脱中心化を図る**集中マインドフルネス**（intensive mindfulness）を利用します。「あるがまま」のこころの流れを観察するタッチ・アンド・リターンから始め，安全感と落ち着きをまず定着させます。そのうえで注意をトラウマ記憶に移行させ，イメージが安定したら呼吸への気づきによるマルチモードの気づきを脱中心化が起こるまで続けます。これが集中マインドフルネスのプロセスです。

集中マインドフルネスのねらいはトラウマ体験の脱中心化と情動調整ですが，実践中に偶発性除反応が生じないように**ラベリングと脱中心化の教示を頻繁に行なう**ことが必須となります（第7章参照）。脱中心化がラベリングによって促進されることは第4章で述べましたが［▶12］，クライアントが恐怖イメージや不安感情に意識を集中させるのに合わせて，次のように教示します。

トラウマのイメージやそれにまつわる感情に注意を向けながら「イメージ，イメージ」「感情，感情」とラベリングを行なってください。そしてつねに呼吸に戻ります。イメージしながら恐怖感と呼吸との両方に同時に気づいたら（マルチモードの気づき），呼吸に意識を向けてラベリングを続けてください。絶えず呼吸に戻るのです［▶13］。

脱中心化については次のような言い回しが有効です。

　恐怖感や非力感など不快なことに気づいたら，それはそのままにしておいて，呼吸に注意を戻してください。嫌な感情や想い出はこころの隅にそのまま放っておきましょう（脱中心化）。「どうしよう」とか「困った」といった考えも単なる考えで，それを考えとして気にする必要はありません。もし気になったら「考え，考え」とラベリングします。すべて脳裏に浮かんだことは単なるこころの反応にすぎませんから，それを認めて再び呼吸に戻るだけです（タッチ・アンド・リターン）。感情や考えを追いかけたり，分析する必要はありません。さっと手放して，優しく呼吸のほうに注意を向けてください（脱中心化）。これを続けてください。こうして気持ちが元の落ち着いた状態に戻ったら終了です。

　トラウマ統合のための脱中心化を成功させるためには**集中マインドフルネスを持続させる**ことが最重要です。エクスポージャーで持続が必要とされるように，マインドフルネスの効果も持続が大きく作用します。デービッド・バーロウ（David Barlow）たちが行なった不安障害を対象にした研究では，マインドフルネスによる脱中心化は「最低限の時間が満たされた場合にのみ成功する」ことが明らかになりました（Brake et al., 2016, p.236）。もし一定時間のセッションで効果が見られなければ，集中マインドフルネスの持続時間の延長や繰り返し，さらにはクライアントによる単独実践マインドフルネスの実行といったことも必要になります。
　もしラベリングと脱中心化が奏効しなかったり，さらに症状を悪化させるような事態が起こったら，どうすればよいのでしょうか？　これには次節で論じる分割マインドフルネスが応用できますが，まずは内受容性の気づきから外受容性の気づきに変換することです［▶14］（大谷，2014）。

今，周囲で起こっている事柄に注意を向けてもらえますか？　時計のカチカチいう音，じゅうたんの感触，空調から流れてくる空気（ポーズ）どんなものでも構いません。外部の出来事に注意を払いながらタッチ・アンド・リターンをしてください。こうしていると落ち着いてきます。

　外受容性の注意変換によってトラウマ症状が軽減したら，再び元の「あるがまま」のマインドフルネスに戻ります。これによって情動調整を確認し，クライアントの確認が得られたら終了です。共感と同様，**クライアントの安心感と安全の確認に始まり，安心感と安全の再確認に終わる**。これが集中マインドフルネスをはじめ，すべてのトラウマ統合ワークに共通する原則です。

◉──分割マインドフルネス

　集中マインドフルネスはトラウマ体験の中核となった記憶に直接働きかけますが，クライアントによっては複数のイメージが重なったり，またはイメージのインパクトが強すぎて脱中心化できない場合があります。こうした状況では**分割マインドフルネス（fractionated mindfulness）**を利用します。トラウマ記憶をいわば「一口サイズ」に分割し，少しずつ脱中心化を進めるのです。分割に際しては，(1) 不安階層表（the Subjective Units of Distress Scale：SUDS）による方法，(2) 時系列による方法，という2通りがあります。
　(1) の不安階層表とは行動療法の先駆者ジョセフ・ウォルピ（Joseph Wolpe）とアーノルド・ラザルス（Arnold Lazarus）によって紹介されたアセスメント手法です（Milosevic, & McCabe, 2015）。トラウマ体験を〈「全く恐怖なし」(0)〉から〈「最も恐ろしい」(100)〉までの10段階の項目にランクづけし，恐怖を感じる最下位レベルのイメージからマインドフルネスによる脱中心化を行ないます。要するに系統的脱感作（Systematic Desensitization：SD）（Wolpe, 1961）のリラクセーションに代わってマインドフルネスを用いるアプローチです。
　(2) の時系列による方法では，トラウマ体験を時間の流れに沿って〈始まり〉〈直前〉〈最中〉〈直後〉〈終了後〉に分割し，このカテゴリーからイメージを選んでマインドフルネスを行ないます。これを変形させ〈始まり→直前→最中→

直後→終了〉という順序で最初から最後まで通したマインドフルネスを行なっても構いません。後者はフランク・オックバーグ（Frank Ochberg）が提唱したカウンティング・メソッド（the Counting Method）に相似します（Ochberg, 1996）。カウンティング・メソッドではセラピストが声を出して1から100まで数え，クライアントはそれに合わせて無言でトラウマ体験を最初から最後までイメージします。所要時間は約2分で，40から60の間に「最悪の感情」を思い浮かべ，締めくくりに近い90前後で現在に戻ります。時系列マインドフルネスはカウンティング・メソッドと異なり，時間やイメージについての制限はなく，タッチ・アンド・リターンを継続します。トラウマの一部でも全体でもカバーできるのが時系列による分割マインドフルネスの強みです。次の例は全体をカバーした教示例です。

  （タッチ・アンド・リターンでクライアントの安全感を確認してから）心身が落ち着いたので，これからトラウマ体験が起こったときのことを思い出してください。トラウマとなった出来事にまず最初に気づいたときのことを覚えていますか？（ポーズ）その次に何が起こりましたか？（ポーズ）ドキュメンタリーのように記憶が次々とよみがえってきます。こうしながらタッチ・アンド・リターンを繰り返してください。呼吸に絶えず注意を戻します。（ポーズ）記憶はやがて最悪の部分に差しかかりますが（ポーズ）それを通り越すと徐々に終わりに近づいてゆきます。（ポーズ）私の声を聞きながら（コンタクト維持）タッチ・アンド・リターンを続けてください。嫌な想い出や感情，それに呼吸とが混ざった感じです（マルチモードの気づき）。いつも呼吸に重きを置いてください。イメージはイメージ，感情は感情です。何に気づいてもそっとそのままにしておいて，呼吸に戻ります（脱中心化）。これを続けてください。そして元の状態に戻ったら終了です。

　分割マインドフルネスの特長は，このように不安レベルもしくは時間の流れによってトラウマ体験を区分して選べることです。この点で集中マインドフルネスとは異なります［▶15］。

●──ボディスキャン

　トラウマ反応は身体面にも影響を及ぼすことから，MB-POTTによるトラウマ統合ではボディスキャンを活用します。ボディスキャンはミャンマーの在家仏教瞑想指導者ウ・バ・キン（U Ba Khin）師が「スウィーピング」（"sweeping"）［▶16］と命名して体系化し，弟子のS・N・ゴエンカ（Goenka）師が普及させました（Anālayo, Undated）。仏教修行としてのボディスキャンは極めて緻密で（Khema, 2014），MBSRで実践されるボディスキャンはこの簡略版です。仰臥位で足のつま先から頭部へと，呼吸とともに身体感覚の気づきを進め，もし身体のどこかに注意が囚われたら，それを認識し，再び注意を進行させます［▶17］。ボディスキャンは「注意の集中と気づきとを同時に行なうことの訓練」であり，「二重のアウェアネスになる」とカバット・ジンは述べていますが（Kabat-Zinn, 2002［引用者訳］），これはタッチ・アンド・リターンの「マルチモードの気づき」です。

　「二重のアウェアネス」や「マルチモードの気づき」はトラウマの統合に欠かせません。サマタ（FA）とヴィパッサナー（OM）の組み合わせによる，漠然とした身体感覚に対するボディスキャンは言うまでもなく非言語テクニックです。言語を媒体としないアプローチはニューロサイエンス研究で「ボトムアップ過程」（the bottom-up process）と呼ばれますが（Kingsland, 2016），なぜ身体に注意を向けながら同時に感情や記憶に気づくことが，トラウマのナラティヴ化とPTSD治療に奏効するのでしょうか？

　これにはトラウマ記憶が関与していると思われます。トラウマ体験は言語化できる通常の記憶（顕在記憶）とは違い，ハーマンの言う「言葉を失う」記憶（潜在記憶）（第2章参照）として入力されています。このため言語を介して認知機能に頼る「トップ・ダウン」アプローチには限界があり，殊にPTSDにありがちなアレキシサイミア（失感情症）（第3章参照）などを併発している場合，トラウマからの回復はほぼ不可能になります（Hyer, Woods, & Boudewyns, 1991）。潜在記憶のなかでも，とりわけ「身体に記録された」［▶18］記憶はソマティック・メモリー（somatic memory）と呼ばれ，たとえばマッサージの最中に突然予期しなかった記憶や感情がよみがえるのはその典型です。ソマティッ

ク・メモリーとトラウマ体験とは不可分の関係にあり，身体感覚に焦点を当てる「ボトム・アップ」アプローチは潜在記憶の言語化（"giving voice"）を促進させます（Rothchild, 2000 ; van der Kolk, 2002）。ボディスキャンはこうした根拠にもとづいたアプローチです［▶19］。

ボディスキャンには，(1) 全身を系統的にカバーする方法，(2) トラウマに呼応する身体部分のみに絞る方法，という2種類があります。(1) はMBSRにも導入されており，MB-POTTでは頭頂から始めても足先から始めても差し支えありません。身体への系統的な注意の進め方については漸進的筋弛緩法（Progressive Muscle Relaxation : PMR）に倣い，16ステップ，それを簡略化した7ステップ，4ステップの3種類を用います。クライアントのニーズと時間の余裕に合わせて選ぶのがよいでしょう［▶20］。それぞれのステップの進め方を**表❷**にまとめました。

ボディスキャンはPMRのステップを利用しますが，**リラクセーションではありません**［▶21］。カバット・ジンが明言するように，「知性から抜け出て，身体と親密になること」がゴールです（Kabat-Zinn, 2002, p.3［引用者訳］）。もっとも多くの場合，リラクセーションが生じますが，これはあくまでもボディスキャンの二次的反応です。PMRのように筋肉をまず緊張させて弛緩させるといった操作はもちろん行ないません。もし特定の部位に注意を喚起する必要があれば，「本の少し手（足，顎など）を動かして注意を向けてください」「胸（背中，腹部など）にサーチライトを当てるようにイメージしてください」といった表現を用います。**呼吸しながらありのままの身体に注意を向け，その感覚と反応に気づき，無条件に受け容れる。**これが分割マインドフルネスの狙いです。

以下は16ステップの分割マインドフルネスの例です。

　　　（タッチ・アンド・リターンによるマインドフルネスを確認してから）呼吸へのリターンを繰り返しながら，利き手に注意を向けてください。これはリラクセーションではありません。単に注意を向けるだけです。その部分にライトを当てるようにイメージしても構いません。これができたら次に肩から手先まで腕全体に気づきます。（ポーズ）こうしながら呼吸にリターンします。腕と呼吸との両方に意識を向けましょう（マルチモードの気づき）。今度は反対側の手と肘から肩に注意を移します。絶えず呼吸に意識を向け重きを置くようにします。

（ポーズ）そして腕全体へと気づきをめぐらせます。額はどうですか？（ポーズ）額から頬，そして鼻，目，（ポーズ）続いて舌，顎，口元へと注意を払ってください。もし温かい感じや，何か特別な感覚や感情，記憶，イメージが湧いてきたら，それに気づき，そっとしておいてタッチ・アンド・リターンします。「感情，感情」「イメージ，イメージ」とラベリングしても構いません。意識の輪が上から下へと降りていきます。（ポーズ）首から肩へと気づきを進めます。どんなことに気づいても，それはそこに残して再び呼吸に戻ります。背中，胸部，腹部と腰にも注意を向けてください。（ポーズ）身体の感覚を利用して呼吸のタッチ・アンド・リターンです。こころの反応に気づいたらタッチ・アンド・リターンします。（ポーズ）利き脚側の太ももに気づきましょう。これができたら反対側の太ももに移ります。そして同じように利き足側，反対側の足へと下りていってください。優しく，すべてを受け入れながら気づきを進めます。

この段階で脱中心化が起きていれば終了となりますが，どこか特定の場所に意識が集中しているような場合は，その部分に限定した分割マインドフルネスを行ないます。

16ステップ
①利き手・上腕→②利き腕→③反対側の手・上腕→④反対側の腕→⑤額→⑥頬・鼻・目→⑦舌・顎・口→⑧首→⑨肩→⑩背中→⑪胸→⑫腹部・腰→⑬利き脚側の太もも→⑭反対側の太もも→⑮利き脚側のふくらはぎ・足→⑯反対側のふくらはぎ・足

7ステップ
①45度に曲げた利き腕で拳骨をつくり緊張させる→②45度に曲げた反対側の腕で拳骨をつくり緊張させる→③顔の筋肉を緊張させる→④顎を首に押しつける→⑤深呼吸して息を止めた状態で腹を引っ込め，肩甲骨を引き寄せる→⑥利き脚・足・ふくらはぎを緊張させる→⑦反対側の脚を緊張させる

4ステップ
①両腕・両手（7ステップの①と②）→②顔と首（7ステップの③と④）→③胸・肩・背中・腹筋（7ステップの⑤）→④両脚・足・ふくらはぎ（7ステップの⑥と⑦）

表❷──系統的なボディスキャンで活用できる3種類のステップ
（Cormier, Nurius, & Osborn, 2013, p.450を一部変更）

特に注意を引かれる部分があれば，そこに気づきを向け，タッチ・アンド・リターンを行なってください。身体とこころの反応に気づきながら，呼吸との両方に意識を向けるのです。ラベリングしても構いません。距離を置いた感覚やイメージになるまでタッチ・アンド・リターンを繰り返してください。

　トラウマ統合のマインドフルネス実践では，セラピストにも「リジリエンス」が要求されることが少なくありません。不快感や恐怖，苛立たしさ，焦り，などを体験するクライアントをじっと見つめ，関係を維持することはある意味でトラウマの間接体験に類似するからです［▶22］。特に共感能力の高いセラピストにはこれが苦痛に感じられることも少なくありません。セラピスト自身の日頃のマインドフルネスが必要とされる所以です。

◉——まとめ

　言語化されていないトラウマ体験のナラティヴ化には，ヴィパッサナー瞑想とサマタ瞑想を混合させたマインドフルネスを用います。トラウマの原因となったイメージがはっきりしている場合には，タッチ・アンド・リターンから始め，心身が安定した段階でイメージに切り換え，それに注意を保持しつづける集中マインドフルネスが適切です。しかしトラウマの全体記憶が強烈すぎたり，多数のイメージが存在する場合には，不安レベルや時系列によって特定のイメージを選択する分割マインドフルネスを選択します。いずれのアプローチでも安全な場と安心できる対象の確立が基本となります。トラウマによる身体解離が顕著な場合にはボディスキャンの適用が効果的です。ボディスキャンでは単に身体感覚のみならず，ソマティック・メモリー（身体化された記憶）にもマインドフルネスによって注意を喚起し，トラウマの統合をねらいます。

　これらのテクニックはクライアントのトラウマ体験が明確な場合には有効ですが，曖昧で断片的な記憶には応用が困難です。こうした状況に対しては情動ブリッジと体感ブリッジと呼ばれる2つのマインドフルネスが効果的です。次章ではこれらのアプローチ，および本章でも触れた偶発性除反応の扱い方について解説します。

註

1——性格特性とPTSDの研究や出来事インパクト尺度(the Impact of Event Scale)の作成などで知られるマーディ・ホロウィッツ(Mardi Horowitz)は,単にトラウマの感情を表出させるだけでは却ってクライアントを傷つけることにもなりかねないと警告しています(Horowitz, 1986)。

2——トラウマ記憶の忘却や断片性には大脳生理の関与が示唆されており,PTSDと記憶をつかさどる海馬の縮小が早くから知られています(Kitayama et al., 2005)。しかしながら大うつ病によっても同じ結果が現われることから(Bremner et al., 2000),因果関係は今のところ確立されていません。

3——理論的立場は異なりますが,精神分析的観点と情動知能(emotional intelligence)を交錯させた見地から,アミラ・シムハ=アルパーン(Amira Simha-Alpern)は「やっと言葉が見つかった!("I finally found the words!")」というPTSDに対するナラティヴアプローチを紹介しています(Simha-Alpern, 2007)。これが"giving voice"に相似することは明らかです。

4——これまでの大脳生理研究によると,順化には島(the insula),扁桃体(the amygdala),前脳(the forebrain)といった部位の関与が知られています(Denny et al., 2014 ; Furlong, Richardson, & McNally, 2016)。

5——瞑想によっても右扁桃体に変化が生じ,非瞑想時にまで持続されるようです(Desbordes et al., 2012)。こうした事実から,理論上の相違にかかわらず,マインドフルネスとエクスポージャーには神経生理レベルにおいて類似する側面があると考えてよいでしょう。

6——最近公表されたマインドフルネス・エクスポージャー療法(Mindfulness-Based Exposure Therapy : MBET)では,「身体反応,呼吸によるエクササイズ,および現実刺激のエクスポージャー」と「マインドフルネスによる感情を用いたエクスポージャー」が活用されます(King et al., 2016, p.291)。この記述から判断する限り,MBETではエクスポージャーとマインドフルネスは異なるテクニックとして取り扱われています。

7——ミルトン・エリクソンが開発した「二月の男」と称される,年齢退行による一連のトラウマ治療はイメージ修正法の典型です(Erickson, & Rossi, 1989)。

8——『清浄道論』(*Visuddhamagga*)の「不浄を対象とした瞑想」では10段階の屍体変化を瞑想する訓練が記されており,エクスポージャーの原型とみなすことができます。

9——サティ(*sati*)が「マインドフルネス」と訳されるようになった経緯についてはルーパート・ゲシン(Rupert Gethin)が詳しい検証を行なっています(Gethin, 2011)。彼によると,サティは19世紀半ばまで「回想,記憶,追憶,回顧,(人や出来事について)思い起こす,思い浮かべる」といった訳語が用いられていましたが,1881年に英国の仏教学者T・W・リース・ディヴィズ(Rhys Davids)が「マインドフル」という新用語を採択し,これ以来定着するようになりました(Gethin, 2011, pp.263-264)。この影響を受けたせいか,それから半世紀後スリランカのソーマ長老(Soma Thera)によって出版された『大念処経』(*Satipaṭṭhāna Sutta*)の英訳タイトルは *The way of mindfulness* (Soma, 1949)と「マインドフルネス」が訳語として用いられました。最近では台湾の仏教学者T・F・クアン(Kuan)が,マインド

フルネスの概念は認知心理学のメタ認知に相当するという大胆な主張を行なっています（Kuan, 2012）。

10——PE が果たしてトラウマ症状を悪化させるかという懸念については、次のエビデンスが参考になります。フォアたちの初期研究によると、PE 実践直後に PTSD 症状（10.5%）、不安（21.1%）、うつ（9.2%）の悪化が見られましたが、これらはいずれも「一過性」と結論づけられました（Foa et al., 2002, p.1026）。最近の検証でも PE によるトラウマ症状の悪化は報告されておらず（Jayawickreme et al., 2014）、症状安定効果は抗うつ剤（sertraline）よりも有効なことが判明しました（Echiverri-Cohen et al., 2016）。こうしたエビデンスからエクスポージャーは安全と考えられますが、ドロップアウト率の高いことが依然問題であることには疑いの余地がありません。イラクから帰還後、かつて退役軍人病院（veterans hospital）で PE 治療を受けたクライアントはすぐに中断し、「あれだけは 2 度と御免だ」と筆者にこぼしました。

11——近代トラウマ学の父ピエール・ジャネ（Pierre Janet）はこれを idée fixe（固定観念）と呼び、解離の立場から説明を試みました（Heim, & Bühler, 2006；van der Hart, & Horst, 1989）。

12——ラベリングは安全なテクニックですが、時には不安を喚起することも指摘されているので注意を要します（ナラテボー、2015）。

13——もしラベリングが不安を増進させるようであれば通常のタッチ・アンド・リターンに戻します。第 4 章・註 12 で述べた外受容性気づきを用いるのも一法です。

14——マインドフルネスは内受容性感覚を高めることにつながります。そのため脱中心化がフルに機能しない場合、不安や恐怖が亢進し、偶発性除反応へとつながりかねません。このため注意を内部から外部に「方向変換」するのです。なぜ外受容性気づきが奏効するのかは現在のところ不明ですが、両者の関わる神経系統の違いによると推察できます（Farb, Segal, & Anderson, 2013）。

15——テーラワーダ仏教瞑想の根本テキスト『清浄道論』（*Visuddhimagga*）には 10 段階にわたる屍体の変化を対象とした瞑想記述が見当たります（「不浄を対象とした瞑想」（*asubha kammaṭṭhāna*）（Ñāṇamoli, 1999, pp.173-190）。恐怖と嫌悪を克服することをねらいとする修行ですが、これを時系列の瞑想とみなすことも可能です。

16——Sweep には「（ほうきを使って）掃く、（モップや雑巾などで）拭いて掃除する」といった意味に加えて、「表面全体をさっとなでる、かすめる」という意味もあります。"The search light **sweeps** the sea"（サーチライトがさっと海上を**掃照する**）という文章がこれの一例です（『研究社新英和中辞典』、1969、p.1502）。そのためスウィーピングは「気づきを身体にめぐらせること」と理解できます（Kingsland, 2016, p.81）。

17——頭部からではなく足のつま先からボディスキャンを始めるのは極めて興味深いと筆者には思えます。看護師で小児催眠の専門家リンダ・トムソン（Linda Thomson）は、不安な子どもにリラクセーションを教える場合、頭から始めると不安思考が弛緩反応を妨害しやすいので、必ず足元から始めることを勧めています（Thomson, 2016）。これは身体感覚から認知へと向かうボトムアップ機制に見合った、極めて適切な指摘です。逆に頭部からのスタートは認知から身体感覚へと進むトップダウン機制に倣うとみなしてよいでしょう。

18——ベッセル・ヴァン・デア・コルクのベストセラー *The Body Keeps the Score*（van der Kolk, 2014）のタイトルの一部です。

19——パット・オグデン（Pat Ogden）のセンソリーモーター・サイコセラピー（Sensorimotor Psychotherapy : SP）（Ogden, Minton, & Pain : 2006），ピーター・レヴァインのソマティック・エクスペリエンス（Somatic Experiencing : SE）（Payne, Levine, & Crane-Godreau, 2015）などもソマティック・メモリーを中心にしたボトムアップ過程によるトラウマセラピーです。もっと一般的なところでは，「フェルトセンス」が重視される，ユージーン・ジェンドリン（Eugene Gendlin）のフォーカシング（Focusing）でもソマティック・メモリーが活用されます（Cornell, 2013）。

20——自律訓練法による腕，胸部，腹部，下肢に対する段階的な受動的注意集中も広義の系統的ボディスキャンです。仏教見地からはヴィパッサナー瞑想の泰斗マハーシ・セヤドー師が，「人には20種の『地』要素，12種の『水』要素，4種の『火』要素，および6種の『風』要素，合計42種の身体要素があり，行住座臥においてこれらはいずれも体験することができる」と記しています（Mahasi, 2016, p.208［引用者訳］）。

21——マインドフルネスとリラクセーションの神経生理レベルでの相違については，脳波画像診断を用いた研究で確認されています（Berkovich-Ohana, Glicksohn, & Goldstein, 2012）。

22——共感疲労（compassion fatigue）と呼ばれるこの現象については，Astin（1997）が自らのレイプケース治療の体験を例に挙げて論じています。

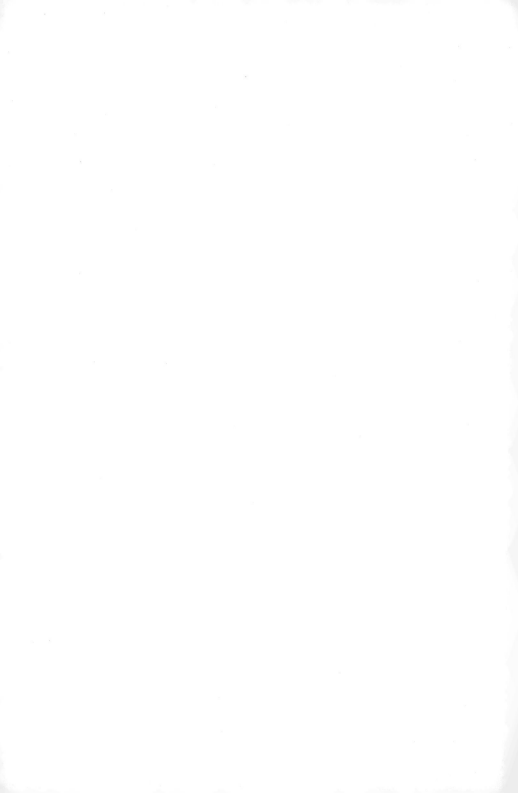

7 MB-POTTの第2段階(2)

トラウマ統合
——断片化された記憶に対処する
マインドフルネステクニック

(9)　「心を感じながら息を吸う」と精進する。
　　　「心を感じながら息を吐く」と精進する。
(10)　「心を満足させながら息を吸う」と精進する。
　　　「心を満足させながら息を吐く」と精進する。
(11)　「心を集中させながら息を吸う」と精進する。
　　　「心を集中させながら息を吐く」と精進する。
(12)　「心を楽にしながら息を吸う」と精進する。
　　（アーナパーナサティ，中部経典118）（大谷，2014，p.38）

身体にインプットされる生理および感覚シグナルに注意を払うこと——内受容性感覚，いわゆる「身体感覚」——は我々の心身壮健の基盤とみなされる。現実確認の役割を果たし，これには島皮質が関わる。逆に身体感覚からの解離は多くの精神疾患に関与する。不安障害，うつ，依存症，摂食障害，慢性疼痛，PTSDなどはこの典型である。　（Kingsland, 2016, p.229［引用者訳］）

　集中マインドフルネスや分割マインドフルネスはトラウマ記憶がはっきりとしている場合には有効ですが，統合するべきトラウマ体験が解離されていたり，断片的で曖昧な記憶にはあまり効果が期待できません。トラウマ体験に解離が頻出することを考えると，これは深刻な問題です。こうした状況ではマインドフルネスで記憶回復を図りながらトラウマ統合を行ないます［▶1］。
　解離された記憶や断片的なイメージからトラウマ統合を試みるMB-POTT技法には，情動に焦点を当てる**マインドフルネス情動ブリッジ**と，体感に焦点を定める**マインドフルネス体感ブリッジ**の2種類があります。ブリッジ（bridge）

技法は精神分析家のジョン・ワトキンス（John Watkins）が第二次世界大戦後にPTSD治療の手段として開発した催眠テクニックで，MB-POTTで用いるブリッジ技法はこれを雛形にしています。マインドフルネスの技法を解説する前に，まず記憶の呼び起こしに関するいくつかの注意点について述べておきます。

●──記憶の呼び起こしにおける注意点

　トラウマ記憶の呼び起こしでまず第1に配慮せねばならないのは除反応です。トラウマ記憶の呼び起こしは**再活発化**（revivification），すなわち「過去の体験が［…］現実性を帯び，何の躊躇もなくそのまま再体験されること」（Brown, & Fromm, 1986, p.179 ［引用者訳］）です。言い換えると，恐怖や自責（shame）といった「言葉を失う」体験を計画的に意識化させるのです。これが心理的苦痛と身体も反応を伴うことは想像に難くありません。除反応，再活発化といった呼び名にもかかわらず，MB-POTTではクライアントの安心感確立，脱中心化，ラベリングの積極的な繰り返しが求められます。こうした手立てにもかかわらず除反応が激化した場合には，即座に対処せねばなりません。偶発性除反応を取り扱うテクニックについては，本章の最後のセクションで解説します。

　マインドフルネスによる記憶の明確化で注意を要する第2の点は**偽記憶**です［▶2］。クライアントが「思い出した」記憶はあくまでも**主観的見地からのトラウマ体験であり，必ずしも客観的事実ではありません**。我々の記憶はビデオ動画のように繰り返し再生できる（reproducible）ものではなく，さまざまな条件や状況によってつねに**再構成される**（reconstructive）性質を帯びています［▶3］（Dinges et al., 1992）。ワトキンスとアリード・バーバーシュ（Areed Barabasz）はこれを「現実の『記憶体験』（"memory-experience" of reality）」という用語で表現していますが（Watkins, & Barabasz, 2012, p.45），クライアント（と一部のセラピスト）は喚起された記憶はすべて真実だと誤認しやすいので注意が必要です。殊に犯罪被害や虐待などによるトラウマは司法の係属につながる可能性もあることから，両者の線引きは極めて重要です。クライアントの誤解，ひいては法的トラブル［▶4］を避けるためにも，こうした情報を治療に先立ち明示しなければなりません。

●──解離されたトラウマ記憶を取り扱う　マインドフルネステクニック

以下，解離されたトラウマ体験を扱う2種類のブリッジ技法，および偶発性除反応に対処する技法について解説します（**表❶**）。

> 1. マインドフルネス情動ブリッジ
> 2. マインドフルネス体感ブリッジ
> 3. 偶発性除反応への対処法

表❶ ── トラウマ統合のためのマインドフルネステクニック（2）

●──マインドフルネス情動ブリッジ

ワトキンスはブリッジの概念について，「精神分析や分析的療法など，言語を中心とした通常のセラピーは知的側面を強調し，PTSD治療の鍵となる感情にアクセスしにくいことから修正情動体験（corrective emotional experience）（Alexander, & French, 1946）が起こりにくい。トラウマ治療が困難となるのはこれが原因である。こうした膠着状態を打破するには，催眠下での感情連鎖によって過去の出来事を想起させ，これを『橋渡し（ブリッジ）』として解離された記憶を呼び戻すのが効果的である」と要約しています（Watkins, & Barabasz, 2008, pp.73-74）。要するに，断片的で曖昧な感情を「引き金」にして，それをもとにトラウマ記憶をたぐり寄せるテクニックです。感情の代わりに身体感覚（内受容性気づき）を利用すれば体感ブリッジになります。

ワトキンスが情動ブリッジを開発した当初（1940年代後半〜1950年代半ば）は，精神分析見地からカタルシス，すなわち除反応によるトラウマの自然発散を奨励していましたが，晩年はフラディング（flooding）やインプロージョン

(implosion)などに近似する立場に変更しました［▶5］(Watkins, & Barabasz, 2008, p.74)。情動ブリッジはイメージによる再活発化を図ることから，理論的には持続エクスポージャー(PE)と同じ順化機制によるとみなせます。一方，マインドフルネスでは脱中心化をねらうためPEと異なることについては第6章で解説しました。

情動ブリッジの教示とその役割について，ワトキンスは次のように記します。

> 「(クライアントにとって不快な感情を意識させ)この感情が一番最初に起こったときにまで記憶がさかのぼるのです。その時点にたどりついたら，どこなのか知らせてください」。この言い回しはPTSDの発症原因となった体験(sensitizing experience)へのアクセスをねらうものである。クライアントはその後何度も同じ感情を体験しただろうが，それらは原体験に比べると価値は低い。初体験の感情が除反応になるのであり，この感情を修正するのである。
>
> (Watkins, & Watkins, 1997, p.121［引用者訳］)

このパラグラフを読んで，筆者は"the first, the last, and the worst"(「最初，最後，最悪」)というフレーズを浮かべました。症状の見立てにあたっては，「最初に起こった」「最後(最も最近)に起こった」「最悪に感じられた」という3つの状況を必ずクライアントに尋ねよ，という臨床心得です。ワトキンスはトラウマの原体験のみに絞っていますが，最近と最悪の体験についても注意を促すことはトラウマ記憶のナラティヴ化に貴重な情報を与えてくれます。

マインドフルネス情動ブリッジの実践では，(1)情動ブリッジについての情報提供(例 曖昧な記憶の再活発化，偽記憶の可能性，偶発性除反応の可能性など)，(2)タッチ・アンド・リターンを用いたマインドフルネスによる心身安定，(3)ブリッジとなる感情(ブリッジ感情)の設定，(4)ブリッジ感情に焦点を合わせたタッチ・アンド・リターン，という4ステップを用います。(1)の情報提供では，情動ブリッジにマインドフルネスを用いる目的とプロセスをクライアントにわかりやすく説明し，質問があれば納得が得られるまで答えます。**もし何らかの理由でマインドフルネス情動ブリッジを行ないたくなかったり，実践中に中断したければそれでも構わない**ことも明確に伝えます。治療プロセスを中止する自由をクライアントに与えることは，**トラウマに伴う非力感の抑**

制とセルフコントロールの確認・増幅に役立ちます。クライアントの安心感と安全の確認に始まり，安心感と安全の再確認に終わる（第6章参照），という原則がここでも遵守されています。

情報提供が終わると，（2）から（4）へと進みますが，これには以下のような教示を用います。

> 自分の周囲と身体，こころにゆっくりと注意をめぐらせてください。いろいろなことに気づくでしょう。タッチ・アンド・リターンを続けてください。考えやイメージ，身体の感覚，周囲の物音……どのようなことでも，気づいたことはそのままにして呼吸に戻ります。これを繰り返すと，こころと身体が落ち着いてきます（タッチ・アンド・リターンによる心身安定）。こころと身体が安定したらトラウマの体験に伴う，あの漠然とした感情に注意を向けてください（ブリッジとなる感情の設定）。これがブリッジ感情です。そしてタッチ・アンド・リターンを続けましょう。呼吸を基点としながらオープンな態度で気持ちやブリッジ感情を見つめてください。これによって生じる気持ちや考え，身体の感覚に気づきながら，緊張感が高まったら呼吸を元に戻します。緊張感と息を同時に感じるのです。タッチ・アンド・リターンです。ラベリングを使っても構いません。私の声を聞けば安心できます。万が一，恐怖や不快な感情が強くなりすぎて，タッチ・アンド・リターンが難しくなったり，止めたくなったらいつ止めても構いません（セルフコントロールの確認）。（ポーズ）通常のタッチ・アンド・リターンと同じで，ブリッジ感情に注意を払いながら，頭に浮かんでくるさまざまなイメージや感情，考え，身体の反応に気づき，再び呼吸に戻ります（ブリッジ感情に焦点を合わせたタッチ・アンド・リターン）。これを繰り返してください。そしてある程度の区切りがついたらストップしてください。（終了）

これがマインドフルネス情動ブリッジの基本的な言い回しです。セラピストはこの教示を繰り返しながら，クライアントを慎重に観察します。PEと同様，マインドフルネス情動ブリッジでも身体の震えや緊張，嗚咽，号泣，荒々しい呼吸といった反応を表わすクライアントもいるので，セラピストには心構えが必要です[▶6]。こうした反応が起こった場合，クライアントにタッチ・アンド・リターンが可能かどうかを尋ね，続行か中止かはクライアントの判断に任せます。ブリッジ感情のタッチ・アンド・リターンができる限り，マインドフ

ルネスによる脱中心化を続けます。無事セッションが終了したら、セラピストとクライアントはマインドフルネス情動ブリッジの体験について語り合います。

●──マインドフルネス体感ブリッジ

　トラウマの統合は感情のみならず、体感、すなわち内受容性感覚に焦点を合わせたマインドフルネスも必要です。暴行、性的虐待、体罰、交通事故、手術といった身体的トラウマはもとより、心理的トラウマも「身体化された体験」（embodied experience）としてインプットされます。PTSDの特徴である身体解離（第2章参照）、ソマティック・メモリー（第6章参照）、アレキシサイミア（失感情症）がこれを裏づけます［▶7］。マインドフルネス体感ブリッジはこれら「言語化されない身体感覚」に働きかけ、トラウマの統合を図る手法です。

　しかしながら内受容性感覚のマインドフルネスは決して容易ではありません。身体感覚は疼痛やマッサージの経験などは例外として、日常生活では多くの場合無視され、それをじっとありのまま、オープンに観察することは非常に稀です。マインドフルネスには内受容性気づき（interoceptive awareness）を亢進させる機能があり（Kerr et al., 2013）、体感ブリッジはこれを活用します。

　マインドフルネス体感ブリッジは、性的虐待によるPTSDや薬物依存に適用されるボディオリエンティッド・セラピー（Body-Oriented Therapy）の治療プロトコルを踏襲しており（Price, 2006, p.60）、次の4ステップから構成されます──（1）クライアントの安心感への配慮、（2）身体感覚に対する情報提供（ありのままの観察態度、気づきの対象、気づきのラベリング）、（3）内受容性体験の統合（身体表現（呻き、涙、動作）の認識、身体感覚から得られた記憶・感情・洞察の統合）、（4）セッションのレビュー。オリジナル版のボディオリエンティッド・セラピーではマッサージが導入されますが、MB-POTTでは用いません［▶8］。

　4ステップのうち（1）と（2）が体感を中心にする以外、基本的にマインドフルネス情動ブリッジと重複します。（3）の内受容性体験の統合には次の教示を用います。

自分の周囲と身体，こころにゆっくりと注意をめぐらせてください。いろいろなことに気づくでしょう。タッチ・アンド・リターンを続けてください。考えやイメージ，身体の感覚，周囲の物音……どのような事柄でも，気づいたらそのままにして呼吸に戻ります。これを繰り返していると，心身が落ち着いてきます（タッチ・アンド・リターンによる心身安定）。こころと身体が落ち着いたら呼吸に合わせて全身に意識をめぐらせてください。（ポーズ）こうしていると身体の一部に何か特別な感覚があることに気づきます。もしいくつかの位置や感覚に気づいたら，そのうちの1つに絞ってタッチ・アンド・リターンを行ないます。その感覚をそっと感じながら，それに伴う考えや気持ち，イメージがあればそれにも注意を向けてください。気づいたことはそのままにして，呼吸に戻ります。もし他の感覚が身体に生じたら，それにも気づいてタッチ・アンド・リターンを繰り返します。身体の感じや感覚と呼吸を一緒に気づくのです。不安になったり不快な感情や感覚が続いたりするようであればラベリングをします（身体感覚に対する情報提供）。身体感覚にじっと注意を向けていると，さまざまな反応が起こります。（クライアントの目に涙がにじむ）涙があふれていたことにも気づきます。そして再びやんわりと呼吸に戻ってください。身体の感覚からいろんなことが次々と思い出されたり，期待していなかった感情が湧き起こることもあります。そうしたことも一歩距離を置いてずっと見つめながら，呼吸に注意を向けます（内受容性体験の統合）。私の声がいつも聞こえていて安心です。もちろんタッチ・アンド・リターンを止めたければいつ止めても構いません（安心感への配慮）。これをしばらく続けて適切なタイミングが感じられたらストップしてください。それで終了です。

　この例からマインドフルネス体感ブリッジの進め方がおわかりいただけるでしょうか？　情動ブリッジとは異なり，気づきの対象が内受容性感覚，つまり身体感覚になっているのが特徴です。セッション終了後は情動ブリッジの場合と同様，クライアントのマインドフルネス体験について話し合います。

　マインドフルネスによる情動および体感ブリッジは，不確定な記憶や身体感覚を頼りにトラウマ体験のナラティヴ化を試みるテクニックですが，エクスポージャー的要素を含むことから偶発性除反応の起こることが考えられます。これは前章で論じた集中マインドフルネス，分割マインドフルネス，ボディスキャンでも同じです。もし予期しない除反応が生じた場合，どのように対処すればよいのでしょうか？　次はこのテーマについて論じ，本章を締めくくることにします。

●──偶発性除反応への対処法

　除反応の歴史的背景と予防法についてはすでに第4章で論じましたが，実践中に生じるトラウマ反応，いわば「想定外」の不安や恐怖は早くから認識され，T・D・ボーコベック（T.D. Borkovec）たちはこれをリラクセーション誘発不安（relaxation-induced anxiety）と命名しました（Heide, & Borkovec, 1983 ; Borkovec et al., 1987）。PTSD治療では偶発性除反応（spontaneous abreaction）と呼びますが，これについての臨床テクニックを論じた文献は意外と見つからず，古典的な除反応の文献が参考になります。なかでも情動・体感ブリッジを開発したワトキンスの著作はここでも貴重です（Watkins, 1992 ; Watkins, & Barabasz, 2008）。殊に"*Hypnotherapy for war neuroses : A clinical psychologist's casebook*"（『戦争神経症への催眠療法──臨床心理士のケースブック』）と題された1冊は，彼が帰還兵に手がけた催眠除反応治療の症例をまとめたもので（Watkins, 1949/2016）［▶9］，集中マインドフルネス実践中に偶発性除反応が起こった場合の取り扱い方について多くの示唆を与えてくれます（Watkins, & Barabasz, 2008, pp.57-94）。以下，彼の著書および筆者の体験をもとに，偶発的に生じた除反応を扱う原則と手法をまとめてみます。

✣クライアントとのコンタクトを維持する

　偶発的な除反応が起こったら，まず**クライアントとのコンタクト維持に全力を傾けます**。第3章で述べたように，**クライアントにとってセラピストは「安全基地」（secure base）であり，セラピストとのコンタクトの維持は不安を抑え，安心感を高める**働きをします（Bowlby, 1988a, b）。これが除反応を最小限にとどめることを可能にします。とはいえ，予期しない除反応に圧倒されたクライアントとコンタクトを保つことは困難なだけでなく，セラピストにとっても心的ストレスとなりやすく，「クライアントのトラウマ体験を分かち合う意思と能力」が要求されることはすでに述べました（Watkins, & Barabasz, 2008, p.65）。**セラピスト自身のマインドフルネス・スキルと情動調整が試される**場面です。これの実現によって，「今，ここ」でのクライアントの体験を「ありのま

ま」に見つめ，それに圧倒されず，積極的な治療関係を保つことができます。

　セラピストはクライアントとコンタクトを保ちながら，除反応に伴なうクライアントの内受容性感覚，および周囲の事柄に関する外受容性気づきをタッチ・アンド・リターンによって促します。**クライアントにとって，セラピストの声が最も心強い要素である**ことを絶えず銘記することです。コンタクトの維持がクライアントの除反応を「今，ここ」での一体験として位置づける（contextualize）ことを可能にします。

> 　トラウマ記憶が突然呼び起こされ，非常に不安になりましたね（内受容性気づき）。しかし私の声ははっきりと聞こえます（外受容性気づき）。色々な感情がこころのなかに湧き起こり（内受容性気づき），涙が出ます（身体が震える，声がつまる，など）が，私の声を聞くたびに，これは単なる過去の記憶にすぎず（内受容性気づき），現実には今オフィスにいることが確認できます（外受容性気づき）。私の声を聞きながら，マインドフルネスのタッチ・アンド・リターンを繰り返してください。イメージや感情をそのままにして，私の声とともに呼吸を体験するのです。

　この例に示された，内受容性・外受容性気づきを促すコメント，「私の声」というフレーズの反覆によって，クライアントとセラピストとのコンタクトを維持します。

❖「小刻み」な情動調整を図る

　クライアントとの間に安定したコンタクトが確立されたら，次は除反応の解消へと導きます。これには**「小刻み」**な情動調整を図ります。精神分析の伝統的な方法論を踏襲するワトキンスとバーバーシュや，自律訓練法の自律除反応（autogenic abreaction）では除反応の「自然発散」を待ちますが（Sadigh, 1999；Watkins, & Barabasz, 2008），これは不適切であり，場合によっては再トラウマ化の危険を伴います（第4章参照）。MB-POTTではタッチ・アンド・リターンを継続しながら，計画的かつ積極的な情動調整を進めます。ソマティック・エクスペリエンス（SE）でタイトレーション（titration）と呼ばれたり，古くは『考想息止経』の4番目に記された方法です（第6章参照）。トラウマイメージを少しずつ（"little-by-little"）クライアントに認識させ，系統的に消散させ

る方法はマインドフルネスの源流である仏教瞑想に深く根づいたアプローチです［▶10］。

　マインドフルネスによる除反応を行なうにあたり参考になるのは，トラウマ状況に直面した子どもに対する，ミルトン・エリクソンの「小児催眠」（"pediatric hypnotherapy"）と呼ばれる方法です。従来の形式的なトランス誘導をまったく用いないこのアプローチは，巧みな注意の操作により恐怖感を消失させることから，タッチ・アンド・リターン（Erickson, 1958）の応用に最適です［▶11］。エリクソンは「小児をひとりの個人とみなし，**心理レベルに視線を合わせた上で教示する**。それによって子どもは積極的に耳を傾けることができ，共通の目標達成が可能になる」（Erickson, 1958, p.29［強調・訳ともに引用者］）とコメントし，偶発性除反応に対処する核心に触れています。

　実践では次のような指示を与えます。

　　突然，あのときの体験がよみがえりました。非常に恐ろしくて，なんとも言えない感じがします（内受容性感覚）。（クライアントのボディランゲージを観察しながら）身体が震えて（涙，過呼吸など）止まりません。ともかく何とかしてほしい，今はただその気持ちで一杯です（内受容性感覚）。一刻も早く元の状態に戻りたい（情動調整①）。タッチ・アンド・リターンすら難しいかもしれません。しかし呼吸に注意を向けることは可能です（情動調整②）。ほんのちょっとでもいいですから呼吸に気づいてください。すぐに不快感（恐怖，身体感覚など）に戻るかもしれません（内受容性感覚）。それでも不快感に気づいたら，少しだけまた呼吸に注意を戻すのです（情動調整③）。ただその繰り返しです。注意は不快感と呼吸との間を行ったり来たりします（内受容性感覚）。すると呼吸がわずかずつですが，段々と落ち着いてきます（情動調整④）。そして呼吸に気づくたびに不快感が和らぎます（情動調整⑤）。もし不快感が強くなっても心配ありません（情動調整⑥）。（ポーズ）タッチ・アンド・リターンを繰り返しましょう。呼吸も随分と落ち着いてきました（内受容性感覚）。焦る必要はまったくありません（情動調整⑦）。身体とこころも段々と元の状態に戻りつつあります（情動調整⑧）。不快感も治まり，私の声がはっきりと聞こえます（内受容性・外受容性感覚）。これをしばらく続けて安心感が再び感じられたらOKです（情動調整⑨）。

この例に示されたように，**クライアントの内受容性感覚への言及ではセラピストの共感を伝えます**。除反応による激情，とりわけ解離，非力感，孤立感などのトラウマ症状に対する共感コメントは，クライアントの「心理レベルに視線を合わせ」たものであり，**治療関係の維持**のみならず，**クライアントの注意を引きつける役割を果たします。このタイミングを利用して情動調整の指示を与える**のです。エリクソンの小児催眠はまさにこれの応用で，〈共感による注意の引きつけ→体験の再構成〉が原則になっています（大谷，2015）[▶12]。

教示に示した情動調整のプロセスを見てみましょう。①から⑨までをリストアップすると，「小刻み」で漸次的な除反応解除の具体像が浮かび上がってきます（**表❷**）。

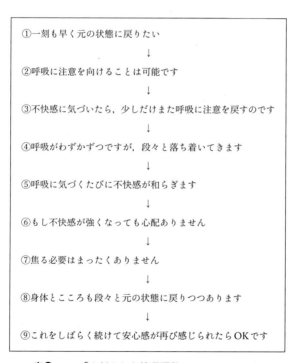

表❷ ──「小刻み」な情動調整のフローチャート

筆者の経験では，このアプローチを活用すると除反応は通常数分で治まります。繰り返しますが，偶発性除反応はセラピストにとってもストレスとなることが多く，自らのマインドフルネスによって情動調整を行なうことを忘れてはなりません。

❖除反応体験について話し合い解消を確認する

偶発性除反応が無事収束したら，何が引き金となったのか，どのような体験をしたのか，除反応中のタッチ・アンド・リターンはどのように感じられたかなどについてクライアントと話し合います。除反応後は心身の疲労を伴うので，クライアントの回復を確認することはもちろん繰り返すまでもありません。クライアントとの話し合いは，突然起こった**除反応の発生要因とその体験を明確にする**だけでなく，将来再発した場合，**除反応に対処するクライアントの自己効力感を高める**ことにもつながります。誘導マインドフルネスではセラピストの援助が期待できますが，究極のねらいはクライアントが単独実践マインドフルネスによって情動調整ができるようになることです。再発予防のテクニックについては第8章で改めて論じます。

●──まとめ

ナラティヴ化によるトラウマ体験の統合において，クライアントの記憶が曖昧であったり断片的であったりする場合にはマインドフルネスによるブリッジ技法を活用します。これにはPTSDに伴う感情（マインドフルネス情動ブリッジ）または内受容性感覚（マインドフルネス体感ブリッジ）に焦点を合わせる二通りのアプローチがあります。どちらを選択するかはクライアントの症状と状況によって決定します。いずれの場合も，クライアントの安全と安心できる対象確保の遵守が最重要です。こうしたマインドフルネスの応用はエクスポージャーに類似するもので，偶発性除反応の発生が想定されます。もし除反応が予期せず生じた場合には，（1）コンタクトの維持，（2）クライアント目線に合わせた小刻みな情動調整，（3）除反応解消後の話し合い，という3ステップを用いて対処します。クライアントの除反応はセラピストの不安を呼び起こしか

ねず，セラピスト自身のマインドフルネスによる情動調整が不可欠となります。

註

1——マインドフルネス元来の意味が「回想，記憶，追憶，回顧，（人や出来事について）思い起こす，思い浮かべる」などを含むことは第6章・註9に記しました。

2——米国では幼児期の性的虐待の記憶回復が果たして事実に整合するものか（抑圧記憶）否か（偽記憶）をめぐって物議を醸しました。これまでの実験研究や臨床調査から，諸要素（例 被暗示性，パーソナリティ要因，社会認知要素など）の関与が判明しています（Brown, Scheflin, & Hammond, 1998）。極めて複雑なテーマであり，主旨は大谷（2008）に論じました。

3——記憶の呼び起こし方法とその正確度については，大谷（2008）にこれまでの研究を要約しました。

4——ラモーナ判例（the Ramona case）として知られる米国のケースでは，娘から幼児期の性的虐待を咎められた父親がこれを偽記憶によるものとして，娘のセラピスト，アミタール面接を実施した精神科医，2人の勤務する病院を訴え，全面勝訴しました（Johnson, 1998）。時を同じくして，エレン・バス（Ellen Bass）とローラ・ディヴィス（Laura Davis）による *Courage to heal : A guide for women survivors of child sexual abuse*（邦題『生きる勇気と癒す力——性暴力の時代を生きる女性のためのガイドブック』）（Bass, & Davis, 1988）が出版され，著者たちの主張は不当に偽記憶を奨励するものだとして酷評されました。

5——フラディング（flooding）とインプロージョン（implosion）は共に不安軽減を狙いとする初期の行動療法テクニックでトーマス・スタンフル（Thomas Stampfl）とドナルド・リーバイス（Donald Levis）によって提唱されました（Stampfl, & Levies, 1967）。現在活用される持続エクスポージャーとは若干異なりクライアントの心的葛藤とされる対象や概念（例 父親，罪悪感，憎悪など）を「エクスポージャー的」に用いるのが特色です。しかし最近ではエクスポージャーの同義語としてフラディングやインプロージョンという用語が使われることもあります。

6——PEやマインドフルネス情動（および体感）ブリッジに伴いがちなこうした反応は，セラピストに「間接トラウマ」の恐怖感や非力感を呼び起こすことにもつながりかねません。対象関係理論からはこれを「投影同一化」（projective identification）にもとづく逆転移反応とみなすこともできます。いずれにせよ，間接トラウマに対処する最善策はセラピスト自身のマインドフルネスです。セラピスト自身の適切な不安処理はクライアントに安心感を与えるだけでなく，情動調整の実際をクライアントに印象づけることにもなるため貴重です（Mueller, & Aniskiewicz, 1986）。

7——身体化された体験とマインドフルネスの関わりについては，今や古典となった *The embodied mind : Cognitive science and human experience*（Valera, Thompson, & Rosch, 1991）に詳しく論じられています。

8——州法によって若干の相違はありますが，米国では通常，クライアントに触れることが許されるのは医師，歯科医，看護師，鍼灸師，マッサージセラピスト，カイロプ

ラクターなどの医療系免許を有する専門家のみに限られ,「非医療系」のサイコロジスト,ソーシャルワーカー,臨床心理士は対象外とされます。シンシア・プライス (Cynthia Price) は心理学の博士号以外にマッサージセラピストの免許を所持しているので問題ありませんが,筆者をはじめとする非医療系セラピストの立場を考慮し,マッサージはマインドフルネス体感ブリッジから割愛しました。ただしこれはあくまでも米国での場合であって,日本の状況にはそぐわないかもしれません。臨床観点からは,暴力行為や性的虐待を受けたクライアントへの身体接触は偶発性除反応を生じる危険性をはらむことが指摘できます。いずれにせよ,治療の一環としてクライアントに触れる際には慎重な検討と配慮が必要です。

9──原著は長らく絶版となっていましたが,2016年にようやく再版されました。

10──『清浄道論』(*Visuddhimagga*) の第11章 Asubha-kammaṭṭhāana-niddesa (「不浄業処義釈」) には,山中の遺体安置所で腐敗しつつある屍体を10段階に分けて観察する瞑想法が詳述されています (Buddhagosa／Ñāṇamoli, 1999, pp.173-190)。上座仏教圏では現在もこの修行が実践されており,修行僧たちは名状しがたい恐怖感に駆られると言います (Tiyavanich, 2004)。こうした心的反応に対処する手段の一環として『考想止息経』に記された瞑想法が用いられます。

11──催眠とマインドフルネス(瞑想)による認知と情動との調整の神経生理メカニズムについては,Fox et al. (2016) が貴重なリソースです。

12──エリクソンの方法論を言語的視点から分析したバンドラー,グリンダー,ディロジアーたちはこのプロセスをペーシング (pacing) と命名しました (Bandler, Grinder, & DeLozier, 1975)。

8 MB-POTTの第3段階
日常生活の安定

(13)「現象のはかなさを観察しながら息を吸う」と精進する。
　　「現象のはかなさを観察しながら息を吐く」と精進する。
(14)「欲情の薄らぐことを観察しながら息を吸う」と精進する。
　　「欲情の薄らぐことを観察しながら息を吐く」と精進する。
(15)「寂滅を観察しながら息を吸う」と精進する。
　　「寂滅を観察しながら息を吐く」と精進する。
(16)「放棄を観察しながら息を吸う」と精進する。
　　「放棄を観察しながら息を吐く」と精進する。
　　比丘たちよ、これが呼気と吸気に対する気づきによって
　　効能と冥利を得る方法である。
　　（アーナパーナサティ，中部経典118）（大谷，2014，p.38）

クライアントに潜むケアする能力を見つけるヒントは，自己を癒すイメージを想起させることである。多くの人はいかなる失意のどん底にあっても，愛着を覚えるイメージを思い浮かべることができる。悲嘆に暮れたときは，優しくて温かい人のちょっとした記憶が命綱になりうる。たとえすぐにはたどりつけなくても，動物や子どもに対して優しくする能力がクライアントにあれば，そこから自分自身へのいたわりが芽生えるかもしれない。

(Herman, 1997, p.194 ［引用者訳］)

　症状緩和から始まり，トラウマ統合が完結すると，MB-POTTはいよいよ最終段階に進みます。MB-POTTは段階的セラピーであり，PTSD回復のプロセスが決して直線的でないことは繰り返し述べた通りです。多くの心理治療のパ

ターンに共通するように（Hayes et al., 2007），クライアントは一進一退を繰り返しつつトラウマを乗り越えてゆきます（非線形パターン）。ハーマンはトラウマからの回復をマラソンに喩えていますが（第5章冒頭引用参照），これはPTSDの治療過程を的確に描いています。ある日突然トラウマとの遭遇によってクライアントは孤独なマラソンへの参加を強いられ，自己疎外，非力感，心身の疲弊に襲われながら，回復に向かって一人歩んでゆかねばなりません。地図すらない前頭未踏の道のりで，唯一頼れるのはガイドとなってシェルパ［▶1］役を果たすセラピストだけです。筆者はトラウマ治療にあたり，いつもこのイメージを思い浮かべます。

　MB-POTTの第3段階の目的は日常生活の安定を取り戻すことです。これには，(1) 生理的脱高感作（biological dehypersensitization）と，(2) セルフ・コンパッションの養成が求められます（**表❶**）。(1) の生理的脱高感作とは難解な用語ですが，トラウマ体験によって生理的に亢進した，PTSD症状の再発傾向（高感作性）の低下です（Brown, & Fromm, 1986, p.285）。(2) のセルフ・コンパッション養成の定義については後述しますが，今は「自分に優しくすること」と定義しておきます。ではそれぞれの概念とテクニックについて解説しましょう。

1. 生理的脱高感作
2. セルフ・コンパッション養成

表❶ ── 日常生活安定のためのテクニック

●──生理的脱高感作

　PTSDは心理障害として取り扱われますが，「トラウマ反応の特徴」（第2章参照）でも触れたように，トラウマのインパクトは大脳の組織（例 海馬の体積）(Bremner et al., 1997)，機能（扁桃体，海馬，前島皮質内側）(Shin, Rauch, & Pitman, 2006)，デフォルトモード・ネットワーク（Sripada et al., 2012）などに

も影響を及ぼします。こうした大脳組織と機能の変化は神経可塑性と呼ばれ，PTSD症状の基盤となるばかりではなく，PTSD症状の感作（再発）性を亢進させます。また後のトラウマによる再犠牲化（「すわった鴨症候群」（"the sitting duck syndrome"）（Kluft, 1990）にも関与します（第2章参照）。PTSDへの高感作性をマインドフルネスによって抑制させることは，トラウマに対する脆弱性を好転させ，耐性を強化することにつながるのです。

再犠牲化によるPTSD発生率についてはナオミ・ブレスロー（Naomi Breslau）たちによる貴重な研究があります（Breslau et al., 1999）。1990年代半ば，彼女のチームは米国ミシガン州デトロイト市の居住者データベースから1,922名をランダムに選び出し，トラウマ体験についての調査を実施しました。結果は61.4％（1,180人）が「体験あり」と返答しました。犯罪多発の米国社会とはいえ，これは類を見ない高数値です。「マーダー・キャピタル（殺人のメッカ）」「全米で最も危険な都市」（Fisher, 2015）などといったデトロイトの悪評が現実であることを物語っています。トラウマ研究にブレスローがデトロイトを選んだのにもこうした背景があったのでしょう。

調査結果を見ると，トラウマ体験はたしかにPTSDに対する感作性を高め，なかでも暴行によるトラウマが最も頻繁にPTSDを再誘発することが判明しました。トラウマ体験なしの人たちに比べ，暴行体験が「1度あり」と回答した被害者の場合は2.3倍，「数回あり」と回答した被害者では3.2倍の率でPTSDが発生しています。暴行以外のトラウマ（例怪我，事故，近親者の死，間接トラウマ）では「1度あり」の場合は体験なしと変わりませんが，「数回あり」の場合では1.7倍になっています（Breslau et al., 1999, p.904）。

しかし暴力によるトラウマで驚異に値するのは，発生時における被害者の年齢とPTSD脆弱性との関連です。15歳以下で暴行トラウマを体験した場合，その後のPTSD発生率は「1度あり」では2倍，「数回あり」の場合ではなんと4.7倍に跳ね上がります！　16歳以上の暴行トラウマ体験では，「1度あり」の場合3.1倍，「数回あり」では2.5倍となっています。要するに思春期前期まで（≤15歳）に繰り返し暴行を受けた場合，PTSD頻発率は「経験なし」に比べて約5倍となり，それ以降（≥16歳）では単に1回の暴行トラウマ体験だけでも3倍に膨れ上がるのです（Breslau et al., 1999, p.905）。もちろんこれは20年前のデトロイトという特定地域に限られた結論で，具体的な発生率は土地柄やさまざ

な文化要素によって異なるでしょう。しかしながら，いくら極端な数字とはいえ，**トラウマ体験がその後のPTSD発生率を高める**ことは確実であり［▶2］，これは感作性の高まりと関連することを裏づけます［▶3］。**感作性の抑制はPTSD予防に欠かせない要素**です。

　PTSD再発予防の最も効率的な方法のひとつはマインドフルネスの継続です。これにはマインドフルネス長期実践者の調査がヒントを与えてくれます。エミリー・ライキンス（Emily Lykins）とルース・ベア（Ruth Baer）は，178名のマインドフルネス常時実践者と78名の非実践者を比較考察し，「日常生活における通常よりレベルの高いマインドフルネス実践は感情の恐れと反覆思考を低下させ，自己の行動調整を増幅させる。［…］マインドフルネス持続に伴う健全感はこの感情の恐れと反覆思考の低下によるものと考えられる」と結論づけました（Lykins, & Baer, 2009, pp.237-238［引用者訳］）。マインドフルネスが情動調整やデフォルトモードに関わる脳部位の神経可塑性に関連することに照らし合わせると，PTSD再発予防は感作性調整が関与していると考えられます（第1章参照）。

　マインドフルネスの継続においては，セラピストによる誘導マインドフルネスよりも，クライアントの単独実践マインドフルネスが中心となります。タッチ・アンド・リターンの4ステップはシンプルであり，セラピストが数回誘導したあと，クライアントは自宅でトライすることができます。多くのクライアントは誘導マインドフルネスをMP3などのデバイスに録音し，それを聴きながら行なうことを好むようです。しかし究極のゴールはクライアント一人で，いつでもどこでも自由に，マインドフルネスを活用できるようになることです。テクニックの習得によってクライアントの自己効力感（セルフ・エフィカシー）も高まります。

　こうしたマインドフルネスの実践持続はPTSD再感作，つまり症状発生の予防をねらいとするものですが，予期しないフラッシュバックや回避・侵入症状などが生じたり（偶発性除反応），もしくは起こりそうだと感じた場合には，積極的なラベリングや単独での集中マインドフルネス（第6章参照）を行ない，コーピングとしてのマインドフルネスを活用します。こうしてPTSD症状に対する脱中心化を図るのです。

　単独実践マインドフルネスによる除反応のコーピングで最も懸念されるのは，

安全と安心感の対象であるセラピストと即座にアクセスできないことです。できる限り早い機会にセラピストと直接出会い，フェイス・トゥ・フェイス（face to face）で偶発性除反応の処置を行なうのが理想ですが，スケジュールや場所の関係から現実的には困難となりがちです。こうした「緊急」事態を考慮し，スマホによるコンタクトやLINEの使用などについても，あらかじめクライアントと相談しておくことが賢明です。セラピストの声を聞くだけでクライアントの除反応が治まることを，筆者はこれまでに幾度も体験しました。「偶発性除反応への対処法」（第7章参照）のセクションで論じた通り，セラピストはクライアントにとって安全と安心感を提供する「安全基地」（secure base）であり，この役割はオフィスのみならず，セラピストのいない場において最も重要な役割を果たすのです［▶4］（Bowlby, 1988a, b）。

PTSDに対するマインドフルネスの予防効果エビデンスは現在のところ確立されていませんが，マインドフルネスの継続実践は扁桃体，背外側前頭皮質，デフォルトモードなどの神経可塑性を促進させます（Tang, Hölzel, & Posner, 2015）。またマインドフルネス実践の主軸である内受容性気づきやラベリングには不安やうつの抑制効果があります（Bergin, & Pakenham, 2016）。こうしたニューロサイエンスや行動科学の知見に照らせ合わせると，マインドフルネスのPTSD症状の再発予防効果は有望とみなしてよいでしょう。

◉──セルフ・コンパッション養成

PTSD症状の再発予防に加えて，MB-POTTの第3段階の目的は自己へのコンパッション養成です。第2章で見たように，トラウマには"shame"すなわち**良心の呵責**がつきまといます。「してはならないことをしてしまった」「するべきことをしなかった」という自覚から，「自分はトラウマ体験を防げなかった」「PTSD症状をコントロールできない」などといった自責感が生じます。CBTではこうした思考内容や体系（スキーマ）の「不合理性」を指摘し，その修正や変容を試みますが（Marks et al., 1998 ; Padesky, 1994），MB-POTTではラビング・カインドネス・マインドフルネスによるセルフ・コンパッション養成を行ないます。

"compassion"とは「優しさ」や「いたわり」のことですが，MBCTの創始者の一人であるウィレム・カイケン（Willem Kuyken）は「苦悩（suffering）に対する受け答えであり，［…］苦痛（pain）は必ずしもすべて『治し』たり『解決』することはできないが，コンパッションの見地からはあらゆる苦悩に対して対処の道が開ける」とまず苦悩と苦痛を分別し［▶5］，コンパッションを苦悩と関連づけて考察しています。これに続けて，次のようなポエティックな表現を駆使しながら諸要素を列記します。

> コンパッションは苦痛，不幸，煩悶に対してきめ細かい反応を示す。親切，共感，寛容，受容であり，その素材には勇気，忍耐，平静の織り糸が同等に交じり合っている。そのなかで苦悩の現実をじっと見つめながら，それを何とか癒そうと全力を尽くす能力がコンパッションである。
> （Feldman, & Kuyken, 2011, p.144［強調・訳ともに引用者］）

　そのうえでカイケンは，コンパッションは「病気で熱にうなされる子どもを抱く父親や母親のまなざしを見れば一目瞭然となる」というダライ・ラマ法王の言葉で締めくくっています。これが仏教の慈悲，抜苦与楽の意味するところです（第1章参照）［▶6］。最新のニューロサイエンス研究によれば，眼窩前頭皮質内側（the orbitofrontal cortex : OFC），脳梁膝前方帯状皮質前部（the pregenual anterior cingulate cortex : pACC），線条体（the striatum）といった通常のマインドフルネスとは異なる脳部位の関与（Klimecki et al., 2013），左側頭皮質および右角および海馬傍回（right angular and parahippocampal gyrus）の灰白質増加が判明しています（Leung et al., 2012）。こうしたなかリチャード・ディビッドソンの研究グループは，わずか2週間のコンパッション訓練によって利他性（altruism）と他者の苦しみへの共感が高まることを確認し，これが右側下頭頂皮質（the right inferior parietal cortex）の働きによるものであると述べています（Weng et al., 2013）。この部位がミラーニューロンと密接に関わり，心の理論と密接な関係を示すことを考慮すると，この仮説は極めて妥当とみなせます（Gallese, Keysers, & Rizzolatti, 2004）。

　コンパッションの眼差しを自己に向け，慈悲の目で見つめることがセルフ・コンパッションです。もっとシンプルに「自己に対する健全な態度」（Neff, 2003, p.85）や「自分に優しくすること」（Leary et al., 2007, p.887）などの定義もありますが、これらは「自分に甘い」ことと誤解されやすいので要注意です。「甘い」とは自己の行動に責任を取らず、言い訳をする態度のことであり、自己の健全な態度であるコンパッションとは根本的に異なります。筆者は「トラウマの記憶やイメージから自己を守ること」「トラウマを体験した自分を許すこと」とクライアントに説明しています[▶7]。要するに**自己に対する不当な批判や、理不尽な叱責反芻などのマイナスパターンからの脱却**です。マインドフルネスによるセルフ・コンパッションの実践はコンパッションの真意の説明から始まるのです。

メタ分析によると、セルフ・コンパッションが心理障害全般的において有意レベルのプラス効果を示すことが指摘されています（効果量 r = -.54, p<.0001／MacBeth, & Gumley, 2012, p.548）。ただし個々の特定症状との関わりについては未だ不明で、唯一うつ症状に奏効することが判明しましたが、不安には効果が見られませんでした（Bartels-Velthuis et al., 2016）[▶8]。その後デービッド・カーニー（David Kearney）たちによる退役軍人を対象にした12週間の研究では、うつとPTSD両方の症状に効果のあることが確認されました。とりわけPTSDの効果量は d = -0.89 と高い数値を示しています。うつに対するフォローアップ調査の効果量は d = -0.49 とPTSDよりはやや低いですが、中程度の規模となっています（Kearney et al., 2013, p. 432）。

多彩なPTSD症状にセルフ・コンパッションがどのようにプラスの影響を及ぼすかは、今後の研究課題のひとつです。

❖ラビング・カインドネス・マインドフルネス

ラビング・カインドネス瞑想は第1章で論じたように6段階から構成されますが、セルフ・コンパッション養成をねらいとするMB-POTTのラビング・カインドネス・マインドフルネス（Loving-Kindness Mindfulness：LKM）では、これらのうち第1段階の「自己」のみに絞ります。クライアントの意向によっては第2段階から第6段階へと進むことも可能ですが、これが臨床マインドフルネスではなく仏教的なピュア・マインドフルネスであることには注意が必要です。

実践ではセルフ・コンパッションについての明確な説明に続けて、クライアントにとって大切な人物、可愛がっているペットや動物などについて尋ねます。

PTSDを患うクライアントには，自己をケアをしたり大切にしたりするといった概念や習慣から遠ざかったり，さらに疎んじる人も少なくありません。これを優しさやいたわりを想起させるマインドフルネスのイメージによって修復させるのです。ケアにおいては恩師や世話になった人，また可愛がっているペットも利用できます。こうしたイメージから得られた感情に，呼吸とともにタッチ・アンド・リターンします。

　もしクライアントがそうした対象はないと言った場合，どうすればよいのでしょうか？　この場合，昔の恩師や友人，ペットの思い出だけではなく，さらには小説や映画などのキャラクターも役立ちます。これすら思い浮かばない場合には，セルフ・コンパッションに長けている人物の姿をイメージするように指示します［▶9］。これはミルトン・エリクソンが「『わが友人ジョン』テクニック」（"My-Friend-John" technique）と呼んだ技法の応用です（Erickson, 1964）。目的とされる行動（セルフ・コンパッション）の体験が豊富な人物をクライアントに想像させ，そのイメージを疑似体験させることによって目標を達成します。一種のメンタル・シミュレーションと考えてよいでしょう［▶10］。こうした疑似体験を活用するテクニックは，安全な場や安心感を経験したことのないクライアントにも適用可能です。セルフ・コンパッションの養成に先駆け，何かをケアするというコンテクスト（分脈）づくりはLKMを成功させるための重要な第一歩です。

　優しさ・いたわりのイメージが形成されたら，次はその感覚を自分自身の姿に当てはめるよう指示します［▶11］。タッチ・アンド・リターンのプロセスを利用しながら，以下のような言い回しを利用します。

> 　恩師の姿（友人，ペット，映画のキャラクターなど）をイメージしてください。あなたに微笑みかけ，親切にしてくれます。こうしていると，優しい，いたわりの感情に気づきます。（ポーズ）この感覚に注意を向けながら，自分の姿を想像してください。トラウマを体験したときの自分，独りぼっちの自分，不安におびえる自分……どんな自分のイメージが浮かび上がっても，タッチ・アンド・リターンでイメージに戻り，優しい，いたわりの感情と感覚に返るのです。自分のイメージに恩師（友人・ペット）は励ましの声をかけてくれます。自分のイメージにそっと手を添えても構いません。もしハグが必要であれば，ハグしてください。こうすると優しさとケアが伝わります。優しさに満ちた自

分，思いやり深いイメージは，このタッチ・アンド・リターンの実践でいつも実感できます。どのような状況や状態に置かれても，いつも温かい目で見つめ，もし自分を責めたり批判したりしていることに気づいたら，その考えや感情をそのまま認め，再びタッチ・アンド・リターンで優しいイメージと感覚に戻ります。

　自己への優しさ，いたわり，ケアを強調し，同時にマイナス感情についてはそれを脱中心化させ，自己の一部とみなさないようにしていることがこの教示からわかります。こうした自己に潜むプラス要素の応用によってマイナス面を補強するアプローチは，ワトキンスの自我状態療法にも見られます（Watkins, & Watkins, 1997）。

　第1章でラビング・カインドネス瞑想に類似する技法としてトンレン瞑想についても論じたので，マインドフルネスによるトンレン実践法についてもひと言述べておきましょう。チベット仏教で実践されるトンレン瞑想の特徴は，呼吸のタイミングに合わせた苦悩とコンパッションの入れ替えで，他人のみならず「生きとし生けるもの」すべての幸福と苦しみからの和らぎ（抜苦与楽）を誓願します（Chödrön, Undated）。セルフ・コンパッションをねらいとするMB-POTTでは，トンレン瞑想を応用して，吸気に合わせて安らぎと優しさに注意を向け，呼気とともにマイナス感情と思考を吐き出すようにします［▶12］。教示は次のように行ないます。

　　　　息を吸い込みながら，優しい自分，励ます自分（もしくは他人から優しく，励まされる状況）を思い浮かべてください。プラスをインプットするのです。そして息を吐きながら，自分の不安や孤独（悲しさ，非力感などクライアントのニーズに合わせる）を吐き出します。マイナスをアウトプットするのです。
　　　　息を吸い込みながら優しさを取り入れ，息を吐き出しながら不安を出す。
　　　　息を吸い込みながらプラスをインプット，息を吐き出しながらマイナスをアウトプット。
　　　　これを続けてください。

　この教示は『アーナパーナサティ』の「(3)『息を吸いながら，身体すべてを感じる』と精進する／(4)『息を吸いながら，身体要素を静める』と精進する」

（第4章参照）と似ていることに気づいた読者がいるかもしれません。トンレン瞑想では，このように吸気に合わせて自己への慈しみといたわりを促し，呼気のタイミングで自己判断やマイナス思考・感情を除去します。極めてシンプルですが，セルフ・コンパッションを養うパワフルなテクニックであり，日常生活でも簡単に応用できます。

●──まとめ

MB-POTTの第3段階は日常生活の安定です。トラウマ体験はPTSDへの感作性を高めることから，その予防が必要です。これが生理的脱高感作です。マインドフルネスの実践継続は，長期実践者のデータや神経レベルの可塑性変化から生理的脱高感作を可能にすると推察されます。生活安定を図るもう1つの方法は，マインドフルネスによるセルフ・コンパッション養成です。トラウマ体験がもたらした自責（shame）に代わり，自己に対する優しさといたわりの気持ちを育てるのです。これにはラビング・カインドネス・マインドフルネス（LKM）とトンレン瞑想が奏効します。

註
1──シェルパ（Sherpa）はエベレスト登山でガイドとポーター役を務めるチベット系の人々で，彼らの貢献なしにはエベレスト登頂は不可能と言われます。
2──ブレスローたちの研究はアンケート方式のため，ランダム化とコントロール群を用いた実験データほど信頼度は高くないという反論も可能ですが，貴重な研究データであることには疑いの余地がありません。問題となるのは，むしろ米国の「最悪」地域から得られた統計が果たして日本の現状に整合するかどうかという点です。文化相違を考慮した，日本の現状における同様の研究が期待されます。
3──2002年の9・11同時多発テロ直後からニューヨークの世界貿易センターで救助にあたった警察官のフォローアップ調査でも同様の結果が報告されました（Zvolensky et al., 2015）。PTSDが脳機能に与える影響については，Shin, Rauch, & Pitman（2006）が参考になります。
4──筆者はショットガンで父親を射殺されたトラウマからPTSDを発症したクライアントとの4年間にわたるセラピーに携わりました。段階的治療は順調に進み，症状緩和と情動調整も相当できるようになりましたが，治療開始後しばらくはショット

ガン殺人のニュースや映画を見るたびに感作による除反応が起こりPTSD症状が現われました。数回，電話による緊急コンタクトや予約外セッションなども必要となりましたが，治療終了時には感作されやすい状況の明確な把握，コーピングスキルの習得，サポートとなる友人の連絡システムが確立され，除反応発生はほとんど出ないまでになりました。段階的治療が奏効した一例です。

5――村上春樹が『走ることについて語るときに僕の語ること』の前書きに"Pain is inevitable, suffering is optional"（痛みは避けがたいが，苦しみはオプショナル（こちら次第））と記したように，painが不快な感覚反応であるのに対し，sufferingにはそれにまつわる不安，憂うつ，絶望感などの認知判断が含まれます。「不快で不便なことに耐えたり，損害や損失，生活の差しさわりを味わうこと」というニュアンスが伴うのです（Chapman, & Garvin, 1999, p.2233）。カイケンはこの区別を心理反応にまで拡大していることから，ここでは前者を苦痛，後者を苦悩と訳しました。他方，仏教の苦（*dukkha*）は「つねに変化する現実（*anicca*）」に執着することから生じる「不満足感」（unsatisfactoriness）のことで（Teasdale, & Chaskalson, 2011），四苦八苦（生・病・老・死・愛別離苦・愛別離苦・怨憎会苦・求不得苦・五陰盛苦）に分類されます。

6――ゴスペル・ミュージックの影響を受けたことで知られる，サイモンとガーファンクルの名曲「明日にかける橋」の歌詞にある"I'll take your part, oh, when darkness comes / And pain is all around / Like a bridge over troubled water / I will lay me down"（「暗闇が覆ったら，そう，僕が代わってあげよう／周りは痛みだらけだもの／荒れ狂う河の上に架かる橋のように／僕がかばってあげよう」）（Paul Simon, 1970［引用者訳］）は，ここで言うコンパッションを謳いあげています。

7――筆者はアメリカ人にセルフ・コンパッションを説明するとき，"get yourself off the hook"というイディオムを用います。釣りあげた魚の口から釣り針（hook）を外し，自由にしてやることに由来する表現ですが，これが自分を許すことや自己に優しくすることの理解を促進させるからです。

8――心理障害に対するセルフ・コンパッションの効果については，単なる気づきのマインドフルネスよりも優れているとする研究結果（van Dam et al., 2011）と，逆に両者は等価であるというデータ（Baer, Lykins, & Peters, 2012）とが発表されています。データの矛盾には方法論やサンプルの違いなどが指摘されていますが，マインドフルネスにおけるコンパッションの役割は現時点では未定です。

9――テーラワーダ瞑想の経典*Visuddhimagga*（『清浄道論』VII. (1)）には6種類の止観修行のひとつとして，ブッダの姿をイメージする方法論が記述されています（Ñāṇamoli, 1999, pp.192-209）。阿羅漢，正自覚者としてのブッダのイメージが瞑想者の励みとなることは容易に想像できます。

10――鎌田の「モデル人格」による不安低減法もこの原則の応用です（鎌田，2003）。理論的には構成主義（constructivism）の立場を反映しており，その源流はジョージ・ケリー（George Kelly）のパーソナル・コンストラクト（personal construct）理論にさかのぼります（Kelly, 1955）。一方，マインドフルネスによる愛着対象の想起をメンタライゼーションに準ずるとみなす見解が最近になって発表されました（Masterpasqua, 2016）。

11——ダライ・ラマ師はこれに類似したテクニックを怒りの鎮静法として教示しています（Dalai Lama, & Cutler, 1998, pp.260-261）。親しみを覚える友人が激怒し，その容姿と態度が醜くなる様子を思い浮かべ，それを我が身に当てはめて観察するというものです。セルフ・コンパッションとは真逆の状況ですが，特定の感情を友人の姿を通してイメージさせるという方法論がここにも応用されています。

12——チベット仏教本来のトンレン瞑想では吸気に合わせて悩める人，生き物すべての苦しみを取り入れ，呼気とともに平安と安楽を送ります。一例を挙げると，病気を病む人を思い浮かべ，その人の苦しみを息を吸い込みながら受け入れ，無事と回復に満ちた安堵の息を送る実践です。MB-POTTではセルフ・コンパッションの養成を目的とすることから，呼気と吸気を反対にし，吸気をプラス，呼気をマイナスにしました。

9 MB-POTTの第4段階
ポスト・トラウマ成長

> こころをコントロールし，思い通りに運転できるようになると，その自由さとともにゆったりとした安らぎが手に入る。
> 　　　　　　　　　　　　　　　　　（法句経34／小池，2011，p.152）。

> 「私は自分自身を取り戻した」。このシンプルな一言がトラウマからの回復を示す最終段階の象徴である。　　　　（Herman, 1997 p.202 ［引用者訳］）

　MB-POTTによってPTSD症状が治まり，トラウマの統合と日常生活の安定が図られたからといって，トラウマからの回復が完了するわけではありません。不安やうつのセラピーが不安の低減やうつからの脱却だけを目的としたものではないことと同じです。**心理治療の究極目標は与えられた人生を最大限に享受し，愛し，有意義な日々を送ることであり，そのために必要とされる行動変容，生きる道の選択，現実の受容と肯定を促進させることです。**これが**自己実現**へとつながるのです。トラウマ体験を受け容れ，「自分自身を取り戻した」と実感できるようになること。これこそがMB-POTTのゴールであり，MB-POTTの第4段階であるポスト・トラウマ成長と呼ばれる概念に相当します。最終章ではこのトピックについて論じます。

●──ポスト・トラウマ成長

　ポスト・トラウマ成長（Posttraumatic Growth : PTG）は1990年代半ば，リチャード・テデスキーとローレンス・カルフーンが提唱した概念で，これまでに2,600編を超える学術論文（Tedeschi, & Calhoun, 2004 ; Tedeschi, & McNally, 2011）と研究書籍（Calhoun, & Tedeschi, 2014 ; Tedeschi et al., 1998）が刊行されています[▶1]。専門家の間では，テデスキーとカルフーンたちの用いたPTGアセスメント方法の曖昧さを指摘し，その概念が通常の「成長」とは異なり，実際にはそれほど起こりえない「幻想」にすぎない，といった酷評も散見できます（Nolen-Hoeksema, & Davis, 2004 ; Wortman, 2004）。こうした批判も含め，PTGの理論，アセスメント，性格との関わり，トラウマのタイプ（暴力，自然災害など）に見られる特徴といった詳細については諸文献に委ねますが，以下に骨子をまとめておきます。

❖ポスト・トラウマ成長の定義と概念

　PTGとは「人生の深刻な危機に直面した結果として生じるポジティブな変化の体験」（Tedeschi, & Calhoun, 2004, p.1［引用者訳］），つまり**トラウマ体験がもたらす人格の成長**です。テデスキーとカルフーンは21項目のPosttraumatic Growth Inventory（PTGI）を開発し，因子分析から「自己の知覚変化」「家族関係の親密感増大」「人生観の変容」「生活観念の向上」「信条の強化」という5要素を特定しました（Tedeschi, & Calhoun, 1996）[▶2]。最近になって，ケイト・ヘッファーロン（Kate Hefferron）たちは「命の別状に関わる深刻な病気」（例 癌，脳卒中，HIV疾患，など）によるトラウマから回復したクライアントたちを研究対象とした論文57編のメタ分析を行ないました（Hefferon, Grealy, & Mutrie, 2009）。この研究のユニークな点は，クライアントの主観的反応を主とする定性データ（qualitative data）研究を選択したことで，ポスト・トラウマ成長についての貴重な手がかりを与えてくれます。データ分析の結果，「人生と生活目標の再評価」（例 家族，友人，時間の過ごし方，など）「トラウマから学ぶ態度」（信仰，思いやり，人道的見地，など）「ファイター（闘う）自己」「共感深い自己（他人に対する思いやり）」「実存的再評価」「新しい身体感覚」とい

う6つのテーマが浮上しました。テデスキーとカルフーンの結論に照らし合わせると、**人生観の変化**と**家族との親密感**が共通しており、これらがPTGのエッセンスとみなされます。

PTGはリジリエンス (Werner, & Smith, 1992) やハーディネス (Kobasa, 1979) といった概念とも比較されています。これらがトラウマやストレスに対する個人の「コーピング能力（リジリエンス）」や「耐性（ハーディネス）」を示すのに対し、PTGは文字通り**トラウマ後の成長を示す要因**という点で大きく異なります。誤解を避けるために明記しておきますが、PTGは決してトラウマ体験を賛美したり、またPTSDの発症しないようにするものではありません。一歩間違うと体罰や虐待、いじめの奨励になりかねないので要注意です [▶3]。PTGはあくまでも「トラウマ体験がその後プラスの心理的成長を促すステップになりえる可能性を強調する」概念です (Tedeschi, & McNally, 2011, p.20 [引用者訳])。

PTGはトラウマ体験者すべてに見られる現象ではありません。これまでの研究によると、ベトナム戦争で捕虜となった米兵の61.1%、その後の追跡調査では70.1%が、捕虜体験は「心理的にプラスの影響となった」と回答しています (Tedeschi, & McNally, 2011)。トラウマ体験者3人のうち約2人に起こり、性格特性としてはオプティミズムとの関与が判明しています（相関係数$r = .54$, $p. < .01$）(Feder et al., 2008)。

PTGにはいくつかの注目に値する特色があります。まずトラウマの体験時間との関係を見ると、**PTGは体験の長さに比例して強くなります**。ベトナム戦争中に捕虜となったトラウマ体験者を調査したエイドリアナ・フィーダー (Adriana Feder) たちによると、抑留期間が長いほどPTGが目立ちました。捕虜という深刻なトラウマ状況は短ければ短いほど好ましいに違いないと考えがちですが、実際は収容期間の長さに応じてPTGが促進されるのです（$r = .42$, $p. < .05$；Feder et al., 2008)。

一方、PTGはリジリエンスと反比例します。つまり、**トラウマへのリジリエンスが高ければ高いほど、その後の心的成長は低迷する傾向を示す**のです（$r = -.37$ [▶4], $p. < .001$；Feder et al., 2008)。これはイスラエルで行なわれた17年にわたるトラウマ体験者の追跡調査でも確認されています。この研究ではPTSD症状ありと答えたクライアントと、リジリエンス要素が高く無症状のクライアントとが比較されましたが、PTGはやはり前者のほうが高くなっていました

(Dekel, Ein-Dor, & Solomon, 2012)。常識外れとも言えるこうしたエビデンスは一体どう解釈すればよいのでしょうか？　専門家の間では，PTGはトラウマ体験者の想像の産物にすぎないことを示すものだなどという曲解も散見されますが，筆者は**PTGの基盤はトラウマ体験の意味を見出すことと密接に関わり，これには一定の時間が必要とされる**からであろうと推察しています。リジリエンスはたしかにトラウマのコーピングには有効です。しかしこうした**コーピングはかえってトラウマの意味を吟味することを不要にする**というのが筆者の考えです（Levine et al., 2009）。

　最後に，PTGとPTSD症状の関係をエビデンスの観点から考察してみましょう。上述したイスラエルチームのデータによると，**PTGはトラウマ体験直後のうつや不安レベルとは無関係で，過覚醒（hypervigilance）症状との関連が最も顕著**となっています。従来のメタ分析では反復思考などの侵入症状との相関が示唆されていましたが（Helgeson, Reynolds, & Tomich, 2006），これは「トラウマ体験時から時間があまり経過していない時点で横断的〔注：グループ比較〕方法論を用いた結果によるもの」と考えられ，長期にわたっては該当しないのかもしれません（Dekel, Ein-Dor, & Solomon, 2012, p.100［引用者訳］）。

　PTGは必ずしもトラウマ症状の低下を意味しません。反対に**クライアントはPTSD症状の持続にもかかわらず，トラウマ体験をプラスとみなしながら成長を続けます**（Dekel, Ein-Dor, & Solomon, 2012 ; Tedeschi, & McNally, 2011）。第二次世界大戦中，アウシュヴィッツ強制収容所でホロコースト体験を強いられたヴィクトール・フランクル（Viktor Frankl）は極限状態における「意味への意思」（"will to meaning"）を力説しましたが，これがPTGの本質と考えられます（Frankl, 1956/2010）。

❖マインドフルネスとPTG

　PTGはこのように複雑な様相を示しますが，マインドフルネスの視点からはどう理解できるでしょうか？　これはマインドフルネスのパラダイムによって異なります（第1章参照）。臨床マインドフルネスのパラダイムに属するMB-POTTでは，治療終了後も日常生活での実践を続け，それによってPTSD予防とPTG促進とを目指します。マインドフルネス認知療法（MBCT）の用語で言う「することモード」（the doing mode）のマインドフルネスです（Barnard,

& Teasdale, 1991）[▶5]。

一方，ピュア・マインドフルネスのパラダイムでは仏教の教える無常（*aniccā*）と無我（*anattā*）の観点からトラウマ体験を捉えます[▶6]。これは大パリニッパーナ経仏典（*the Mahāparinibbāna Sutta* VI-14）にある次の偈に明示されています（中村，1980）。

> つくられたものは実に無常であり，生じては滅びるきまりのものである。
> 生じては滅びる。これら（つくられたもの）のやすらいが安楽である。
>
> （中村元＝訳，pp.160-161）

トラウマ体験とそこから生じるPTSD症状も「つくられたもの」であり，「生じては滅びるきまり」に従います。この原理を理解し，トラウマからの苦痛（*dukkha*）をありのままに捉え，それから自由になることが「安楽」となるのです。これは決してトラウマを否定したり，PTSD症状を忍従することではありません。むしろマインドフルネスによって積極的に自己の身体，感情，こころ，法（ダンマ）を見つめ，それによってトラウマへの「執着（とらわれ）」から解放され，セルフ・コンパッションを養うのです。これはMBCTにおける「あることモード」（the being mode）マインドフルネスです[▶7]。

マインドフルネスのトラウマ応用が広まるにつれ，それぞれのパラダイムに立脚したアプローチの特質とその適用，禁忌，エビデンスについて慎重な検証されることが望まれます。しかしどちらのパラダイムを支持するにせよ，マインドフルネス継続が有益となることはエビデンスから明瞭です。

●──まとめ

本章ではポスト・トラウマ成長についての要旨を論じました。筆者はかねてから，**治療セッションは終了してもセラピーはその後もずっと続く**と信じています。自己を真摯に見つめ，現実をありのままに受容し，自他共々に優しいこころをもつことがセラピー本来のねらいと信じるからです。トラウマ体験者との治療セッションを完了する際，次のフランク・オックバーグの「サバイバー

の詩」（The Survivor Psalm）（Ochberg, 1991）をいつも思い浮かべ，時にはクライアントとシェアします。MB-POTTを紹介した本章もこの詩で閉じることにします。

> サバイバーの詩
> 私は虐げられた。
> それは正義を欠いた闘いであった。
> 私が望んだ闘いでもなかった。私は敗れた。
> そんな闘いに負けたといってシェイムにはならない。
> 勝つことがシェイムだからだ。
> 私はサバイバーとなり，もはや敗者で囚われ人の立場にはいない。
> 過去を振り返ると寂しさはあるが憎しみはない。
> 将来を見つめると希望はあるが絶望はない。
> 私は決して忘れはしない。しかしつねに苛まれることはない。
> 私は**かつて**，被害者であった。
> **今は**サバイバーだ。
>
> （Ochberg, 1991, p.14［引用者訳］）

註
1――University of Marylandディジタル・ライブラリーから，Academic Search Complete, CINAHL Plus with Full Text, Health Source : Nursing/Academic Edition, MEDLINE, Primary Search, Professional Development Collection, PsycARTICLES, Psychology and Behavioral Sciences Collection, PsycINFO, Social Sciences Full Text (H.W. Wilson), SocINDEX with Full Textの計11サーチエンジンを用いました（2016年7月29日閲覧）。
2――テデスキーとカルフーンはPTGIの5因子抽出にあたり，カイザー基準，すなわち固有値（λ）≥1.0を採用していません。この基準を用いた場合には「自己の知覚変化」「家族関係の親密感増大」「人生観の変容」の3因子となります。その後の検証的因子分析（confirmatory factor analysis : CFA）では5因子が統計的なベストモデルとして確認されましたが，問題とされる2因子「生活観念の向上」「信条の強化」はそれぞれ2アイテム構成となっており，安定性を欠くと思われます（Taku et al., 2008）。計量的には一応許容できますが，臨床的には問題があるとみなすべきでしょう。
3――「愛の鞭」という表現の出典となった『旧約聖書』の箴言13：24，「むちを加えない者はその子を憎むのである，子を愛する者は，**つとめてこれを懲らしめる**」（1955年度版訳）という句が，「鞭を控えるものは自分の子を憎む者。子を愛する人は**熱心に諭しを与える**」（1987年新共同訳［強調引用者］）と改訳されたことも同じ懸

念によります。しかしながら,「麦は踏まれて育つ」「厳しいしつけ」「スパルタ教育」などの名目で美化され,未だに教育やスポーツの場,さらには瞑想専門道場などでの暴力行為につながることは否定できない深刻な問題です（野々村,2001）。

4──オリジナルの数値はF（11, 575）= 12.68, $p<.001$, $\eta^2 = .14$）となっており,この数値から負の相関値$r= -.37$を算出しました（Feder et al., 2008, pp.284-285）。

5──曹洞宗禅僧の藤田一照師は「坐禅は習禅にあらず」と題された論文のなかで（藤田,2010），このパラダイムを習禅,すなわち「心を何かの方法でコントロールし,だんだんと特定の状態,心境に変えていく営み」（p.91）とみなし,道元本来の只管打坐の禅とは似て非なるものと批判しています（第1章参照）。

6──ここで述べたのはあくまでも筆者の見解です。

7──曹洞宗で不世出の禅者と呼ばれた澤木興道老師はこれを「自分が自分で,自分を自分すること」と表現されたと,藤田一照師は述べています（藤田・伊藤,2016, p.93）。

10 終章

 本書もいよいよ最終章となりました。MB-POTTの理論と技法を理解していただけたでしょうか？ MB-POTTは「マインドフルネス段階的トラウマセラピー」という名称からも明らかなように，トラウマによって生じたPTSD症状に対し，マインドフルネスを応用しながら段階的に治療を進めてゆくアプローチです。
 MB-POTTを奏功させるには，①マインドフルネスの知識と誘導スキル，②トラウマの本質と治療原則，③段階的セラピーの理論とプロセス，そして④セラピストとしての技量と資質，という4つが必要です。①は第1章，②は第2章および第3章，③は第4章から第9章で解説しました。論述に当たってはそれぞれのトピックについて幅広く文献を渉猟し，最新知見を提供するよう心がけました。エビデンスはもちろん，物議を醸している概念や理論についても問題点として指摘してあります（例 トラウマ治療におけるカタルシスの危険性／第6章参照）。理論の記述と並行して，MB-POTTの各段階で用いるマインドフルネスのスキルについては教示例を挙げ，具体的に説明しました。「マインドフルネス」の多様性を反映させ，「今，ここ」での気づきを中心とするOM（オープンモニター）技法のみならず，注意集中を重んじるFA（フォーカスト・アテンション）の方法論についてもMB-POTTのフレームに合わせて紹介したことは本書の特色です。これらが読者の参考となることを願っています。
 最後の「④セラピストとしての技量と資質」は，トラウマ治療のみならず心理治療全般に関わるトピックであり，これまでに優れたレビューが発表されています（Baldwin, & Imel, 2013 ; Schöttke et al., 2015）。本書ではMB-POTTの範囲内の論考に限定しましたが（例「共感」／第3章参照），セラピストの技量

と資質がPTSD治療における不可欠な要因であることは改めて繰り返すまでもありません。技量とはクライアントを観察・傾聴し，クライアントに返答するセラピストの対人関係能力です。この能力の「スキルフル」(skillful) な活用，すなわち適切かつ巧みな運用が共感をはじめとする，カール・ロジャーズが力説した「純粋性」と「無条件の肯定的関心」(Rogers, 1967)，スタンリー・ストロング (Stanley Strong) の「社会影響」（専門性，信頼性，魅力性）(Strong, 1991)，ジョン・ボウルビーの「セキュアベース」(Bowlby, 1988a, b) といった「癒しの要素」の構築につながるのです。

　もう1つのセラピストの資質とは，技量の背景となる特性のことです。筆者はこれをインテグリティ (integrity)，つまり成熟した人間性と呼んでいます（大谷，2009）。インテグリティを欠いたセラピストは単なる「テクニシャン」にすぎず，真の治療者ではありません。こうした人物はトラウマからの回復に臨むクライアントをじっと温かい眼差しで見守るのではなく，MB-POTTを単なるテクニックとして過大視するあまり，クライアントの物体化を引き起こし，再トラウマ化を誘発させかねません。この態度はクライアントをありのままに受け入れ，慈悲を重んじるマインドフルネスの精神とは相反します。

　マインドフルネスが欧米や日本に定着し，熱狂的とも言える人気を博すようになった今，「万能薬」(panacea) 視されるようになりつつあります。「3分間の実践で認知症の予防になる」[▶1] といった謳い文句はその典型です。PTSDの段階的セラピー理論とマインドフルネスとを統合させたMB-POTTは，理論的に確固としたアプローチであることは間違いありません。しかしながら，現時点では臨床エビデンスが確立されておらず，今後の重要な課題です。本書がMB-POTTの実践，さらには実証研究の導入となることを願いつつ，筆を擱くことにします。

2016年12月12日

甲東園カナンハウスにて
大谷　彰

註

　1――NHK「ガッテン」（2016年9月28日放送）

● 参考文献

AERA(2015)なぜ「がん難民」は生まれる?──医師が指摘する2つの理由.AERA(2015年9月13日)[http://zasshi.news.yahoo.co.jp/article?a=20150913-00000004-sasahi-hlth]
藤井隆英(2016)身体と心をととのえる禅の作法.秀和システム.
藤田一照(2010)座禅は習禅にあらず.Samgha Japan 1;88-100.
藤田一照(2012)現代坐禅講義──只管打坐への道.佼成出版社.
藤田一照・伊藤比呂美(2016)禅の教室──坐禅でつかむ仏教の真髄.中央公論新社.
葉上照澄(1997)回峰行のこころ──わが道心.春秋社.
池田龍也・岡本祐子(2013)解離と外傷体験の関連性に関する動向と展望──解離の発現因をめぐって.広島大学大学院教育学研究科紀要.教育人間科学関連領域62;125-134.
池埜 聡(2000)臨床ソーシャルワークにおける代理性心的外傷ストレス──心的外傷(トラウマ)治療と援助者への心理・精神的影響に関する理論的考察.関西学院大学社会学部紀要86;129-144.
稲葉小太郎(2010)ゴエンカ氏の瞑想を体験した.Samgha Japan 1;136-145.
井上ウィマラ(2010)世界における瞑想受容の潮流.Samgha Japan 1;76-87.
石丸径一郎・金 吉晴(2009)PTSDに対する持続エクスポージャー法.精神保健研究55;89-94.
鎌田 穣(2003)モデル人格を利用した不安軽減法の試み.臨床催眠学4;25-32.
鎌田東二(2016)世阿弥──心身変容技法の思想.青土社.
金 吉晴(2012)PTSDの概念とDSM-5に向けて.精神神經學雜誌114;1031-1036.
小池龍之介(2011)超訳ブッダの言葉.ディスカバー・トゥエンティワン.
小室央允(2016)初学者の数息観瞑想における姿勢の効果.駒澤大学心理学論集18;17-25.
熊野宏昭(2012)新世代の認知行動療法.日本評論社.
國吉知子(2013)調整的音楽療法(RMT)の実践と展望──マインドフルネスとの関連性.神戸女学院大学論集60;65-80.
増田俊也・中井祐樹(2016)本当の強さとは何か.新潮社.
松原泰道(1995)沢庵──とらわれない心.廣済堂出版.
蓑輪顕量(2008)仏教瞑想論.春秋社.
蓑輪顕量(2015)上座仏教と大乗仏教の瞑想──その共通性.「精神性に与える瞑想の効果」シンポジウム[www.toyo.ac.jp/uploaded/attachment/15721.pdf].
森 茂起(2005)トラウマの発見.講談社.
中村 元(1978)ブッダの真理のことば・感興のことば.岩波書店.
中村 元(1980)ブッダ最後の旅──大パリニッパーナ経.岩波書店.
中村 元(1984)ブッダのことば──スッタニパータ.岩波書店.
中村 元(2010)慈悲.講談社.
成瀬悟策(1995)臨床動作学基礎.学苑社.

プラユキ・ナラテボー（2009）「気づきの瞑想」を生きる――タイで出家した日本人僧の物語．佼成出版社．
プラユキ・ナラテボー（2015）自由に生きる．サンガ．
西平 直（2009）世阿弥の稽古哲学．東京大学出版会．
野々村馨（2001）食う寝る坐る永平寺修行記．新潮社．
大谷 彰（2004）瞑想と催眠――東洋と西洋の合流点を求めて．臨床催眠学5 ; 3-8.
大谷 彰（2006）トラウマ治療における診断と治療．熊精協会誌123 ; 13-35.
大谷 彰（2008）PTSDと催眠――記憶・偽りの記憶．臨床心理学8 ; 652-660.
大谷 彰（2009）臨床催眠家に求められる特性．臨床催眠学10 ; 53-60.
大谷 彰（2011）一般臨床における催眠テクニック応用について――ポストエリクソンの視点から．臨床催眠学12 ; 29-40.
大谷 彰（2013）催眠療法における見立てと介入をつなぐ工夫――その理論と実際．乾吉佑（編著），心理療法の見立てと介入をつなぐ工夫．金剛出版, pp.45-60.
大谷 彰（2014）マインドフルネス入門講義．金剛出版．
大谷 彰（2015）間接暗示・メタファー――指示を示唆する技術．臨床心理学増刊第7号．金剛出版, pp.116-119.
大谷 彰（2016）アメリカにおけるマインドフルネスの現状とその実践．精神療法42 ; 491-498.
大塚映美・松本じゅん子（2007）災害救援者の二次受傷とメンタルヘルス対策に関する検討．長野県看護大学紀要9 ; 19-27.
大内 典（2016）仏教の声の技-悟りの身体性．法蔵館．
佐藤 徳（2002）情動調整の神経機構について．感情心理学研究9 ; 63-75.
佐藤 英（2012）ケアに関する倫理的考察――共感と共感疲労の観点から．岩手大学大学院人文社会科学研究科研究紀要21 ; 1-24.
J・H・シュルツ／成瀬悟策（1968）自己催眠．誠信書房．
諏訪正樹（2016）「こつ」と「スランプ」の研究――身体知の認知科学．講談社．
鈴木 覚（1977）「覚触」考．駒澤大學佛教学部研究紀要35 ; 39-56.
高石 昇・大谷 彰（2012）現代催眠原論．金剛出版．
高野慶輔・丹野義彦（2008）Rumination-Reflection Questionnaire日本語版作成の試み．パーソナリティ研究16 ; 259-261.
津田 彰ほか（2010）多理論統合モデル（TTM）にもとづくストレスマネジメント行動変容ステージ別実践ガイド．久留米大学心理学研究9 ; 77-88.
内山興正（2013）坐禅の意味と実際――生命の実物を生きる．大法輪閣．
魚川祐司（2015）仏教思想のゼロポイント――「悟り」とは何か．新潮社．
渡邊真央（2009）外傷体験を起因とする生存者罪悪感――生存者罪悪感の概念的枠組みと手記・事例分析によるトラウマ反応への包括的理解の試み．関西学院大学社会学部紀要108 ; 151-176.

Abbey, G., Thompson, S.B., Hickish, T., & Heathcote, D. (2015) meta-analysis of prevalence rates and moderating factors for cancer-related post-traumatic stress disorder. *Psycho-Oncology, 24* ; 371-381.
Agger, I. (2015) Calming the mind : Healing after mass atrocity in Cambodia. *Transcultural psychiatry*, 1363461514568336. Retrieved from http : //tps.sagepub.com/content/49/3-4/568.full.pdf.

Alexander, F., & French, T.M. (1946) The principle of corrective emotional experience. In : *Psychoanalytic therapy : Principles and application*. New York : Ronald Press.

Allen, J.G. (2008) *Coping with trauma : Hope through understanding* (2nd ed.) Washington D.C. : American Psychiatric Publishing.

Alter, C.L., Pelcovitz, D., Axelrod, A., Goldenberg, B., Harris, H., Meyers, B., Grobois, B., Mandel, F., Septimus, A., & Kaplan, S. (1996) Identification of PTSD in cancer survivors. *Psychosomatics, 37* ; 137-143.

American Psychiatric Association (2013) *Diagnostic and statistical manual of mental disorders (DSM-5®)*. Washington D.C. : American Psychiatric Publishing.

Anālayo, B. (2006) Mindfulness in the Pāli Nikāyas. In : D.K. Nauriyal, S. Drummond, & Y.B. Lal (Eds.) *Buddhist thought and applied psychological research : Transcending the boundaries*. New York : Routledge, pp.229-249.

Anālayo, B. (Undated) The Ancient roots of the U Ba Khin *vipassanā* meditation. Retrieved from https : //www.buddhismuskunde.uni-hamburg.de/pdf/5-personen/analayo/ancientroots.pdf.

Angelucci, F., Ricci, V., Gelfo, F., Martinotti, G., Brunetti, M., Sepede, Signorelli, M., Aguglia E., Pettorruso, M., Vellante, F, Di Giannantonio, M., & Caltagirone, C. (2014) BDNF serum levels in subjects developing or not post-traumatic stress disorder after trauma exposure. *Brain and Cognition, 84* ; 118-122.

Archer, T. (2015) Exercise as therapy : Health and well-being. *Journal of Intellectual Disability-Diagnosis and Treatment, 3* ; 76-81.

Arnaboldi, P., Lucchiari, C., Santoro, L., Sangalli, C., Luini, A., & Pravettoni, G. (2014) PTSD symptoms as a consequence of breast cancer diagnosis : Clinical implications. *SpringerPlus, 3* ; 392-398.

Arnsten, A.F., Raskind, M.A., Taylor, F.B., & Connor, D.F. (2015) The effects of stress exposure on prefrontal cortex : Translating basic research into successful treatments for posttraumatic stress disorder. *Neurobiology of Stress, 1* ; 89-99.

Astin, M.C. (1997) Traumatic therapy : How helping rape victims affects me as a therapist. *Women & Therapy, 20* ; 101-109.

Baer, R.A., Lykins, E.L., & Peters, J.R. (2012) Mindfulness and self-compassion as predictors of psychological wellbeing in long-term meditators and matched nonmeditators. *The Journal of Positive Psychology, 7* ; 230-238.

Baldwin, S.A., & Imel, Z.E. (2013) Therapist effects : Findings and methods. In : M.J. Lambert (Ed.) *Bergin and Garfield's handbook of psychotherapy and behavior change. 6th ed*. New York : Wiley, pp.258-297.

Bandler, R., Grinder, J., & DeLozier, J. (1975) *Patterns of the hypnotic techniques of Milton H. Erickson, M.D*. (Vol.1) Soquel, CA : Meta Publications.

Bankard, J. (2015) Training emotion cultivates morality : How loving-kindness meditation hones compassion and increases prosocial behavior. *Journal of Religion and Health, 54* ; 1-20.

Barnard, P.J., & Teasdale, J. D. (1991) Interacting cognitive subsystems : A systemic approach to cognitive-affective interaction and change. *Cognition & Emotion, 5* ; 1-39.

Bartels-Velthuis, A.A., Schroevers, M.J., van der Ploeg, K., Koster, F., Fleer, J., & van den Brink, E. (2016) Mindfulness-Based Compassionate Living Training in a heterogeneous sample of psychiatric outpatients : A feasibility study. *Mindfulness, 7* ; 809–818.

Bass, E., & Davis, L. (1988) *Courage to heal : A guide for women survivors of child sexual abuse*. New York : Harpercollins.

Batt-Rawden, K.B. (2010) The benefits of self-selected music on health and well-being. *The Arts in Psychotherapy, 37* ; 301-310.

Battino, R. (2015) *When all else fails : Some new and some old tools for doing brief therapy*. Bethel, CT : Crown House Publishing.

Baucom, D.H., Gordon, K.C., Snyder, D.K., Atkins, D.C., & Christensen, A. (2006) Treating affair couples : Clinical considerations and initial findings. *Journal of Cognitive Psychotherapy, 20* ; 375-392.

Benjamin, L.S. (2002) *Interpersonal diagnosis and treatment of personality disorders* (2nd ed.) New York : Guilford Press.

Bennett, P., & Brooke, S. (1999) Intrusive memories, post-traumatic stress disorder and myocardial infarction. *British Journal of Clinical Psychology, 38* ; 411-416.

Bergin, A.J., & Pakenham, K.I. (2016) The stress-buffering role of Mmindfulness in the relationship between perceived stress and psychological adjustment. *Mindfulness, 7* ; 928-939.

Berkovich-Ohana, A., Glicksohn, J., & Goldstein, A. (2012) Mindfulness-induced changes in gamma band activity : Implications for the default mode network, self-reference and attention. *Clinical Neurophysiology, 123* ; 700-710.

Birrell, P.J., & Freyd, J.J. (2006) Betrayal trauma : Relational models of harm and healing. *Journal of Trauma Practice, 5* ; 49-63.

Blomfield, V. (2011) *Gautama Buddha : The life and times of the awakened one*. London : Quercus.

Boellinghaus, I., Jones, F.W., & Hutton, J. (2014) The role of mindfulness and loving-kindness meditation in cultivating self-compassion and other-focused concern in health care professionals. *Mindfulness, 5* ; 129-138.

Borkovec, T.D., Mathews, A.M., Chambers, A., Ebrahimi, S., Lytle, R. & Nelson, R. (1987) The effects of relaxation training with cognitive or nondirective therapy and the role of relaxation-induced anxiety in the treatment of generalized anxiety. *Journal of Consulting and Clinical Psychology, 55* ; 883-888.

Bowers, M.E., & Yehuda, R. (2015) Intergenerational transmission of stress in humans. *Neuropsychopharmacology*. DOI : 10.1038/npp.2015.247. Retrieved from http : //www.researchgate.net/profile/Mallory_Bowers/publication/281143940_Intergenerational_Transmission_of_Stress_in_Humans/links/55e749fe08ae3e1218620940.pdf

Bowlby, J. (1988a) *A secure base : Clinical applications of attachment theory*. New York : Taylor & Francis.

Bowlby, J. (1988b) *A secure base : Parent-child attachment and healthy human development*. New York : Basic Books. (二木 武＝訳) (1993) 母と子のアタッチメント──心の安全基地．医歯薬出版)

Bradley, R., Greene, J., Russ, E., Dutra, L., & Westen, D. (2005) multidimensional metaanalysis of psychotherapy for PTSD. *American Journal of Psychiatry, 162* ; 214-227.

Brake, C.A., Sauer-Zavala, S., Boswell, J.F., Gallagher, M.W., Farchione, T.J., & Barlow, D.H. (2016) Mindfulness-based exposure strategies as a transdiagnostic mechanism of change : An exploratory alternating treatment design. *Behavior Therapy, 47* ; 225-238.

Braun, E. (2013) *The birth of insight : Meditation, modern Buddhism, and the Burmese monk Ledi*

Sayadaw. Chicago : University of Chicago Press.
Bremner, J.D., Elzinga, B., Schmahl, C., & Vermetten, E. (2007) Structural and functional plasticity of the human brain in posttraumatic stress disorder. *Progress in Brain Research, 167* ; 171-186.
Bremner, J.D., Narayan, M., Anderson, E.R., Staib, L.H., Miller, H.L., & Charney, D.S. (2000) Hippocampal volume reduction in major depression. *American Journal of Psychiatry, 157* ; 115-118.
Bremner, J.D., Randall, P., Vermetten, E., Staib, L., Bronen, R.A., Mazure, C., Capelli, S., McCarthy, G., Innis, R.B., & Charney, D.S. (1997) Magnetic resonance imaging-based measurement of hippocampal volume in posttraumatic stress disorder related to childhood physical and sexual abuse - A preliminary report. *Biological Psychiatry, 41* ; 23-32.
Breslau, N. (2009) The epidemiology of trauma, PTSD, and other posttrauma disorders. *Trauma, Violence, & Abuse, 10* ; 198-210.
Breslau, N., Chilcoat, H.D., Kessler, R.C., & Davis, G.C. (1999) Previous exposure to trauma and PTSD effects of subsequent trauma : Results from the Detroit Area Survey of Trauma. *American Journal of Psychiatry, 156* ; 902-907.
Breuer., J., & Freud, S. (1893/1995) Studies on Hysteria. In : Strachey, J. (Trans. & Ed.) *The standard edition of the complete psychological works of Sigmund Freud. Vol.2*. London : Hogarth Press.（金関 猛＝訳（2013）ヒステリー研究．中央公論新社）
Brewer, J.A., Worhunsky, P.D., Gray, J.R., Tang, Y., Weber, J., & Kober, H. (2011) Meditation experience is associated with differences in default mode network activity and connectivity. *Proceedings of the National Academy of Sciences, 108* ; 20254-20259.
Briere, J. (2002) Treating adult survivors of severe childhood abuse and neglect : Further development of an integrative model. In : J.E.B. Myers, L. Berliner, J. Briere, C.T. Hendrix, C. Jenny, & T. Reid (Eds.) *The APSAC handbook on child maltreatment. 2nd Ed.* Thousand Oaks, CA : Sage, pp.175-203.
Briere, J., Scott, C., & Weathers, F. (2014) Peritraumatic and persistent dissociation in the presumed etiology of PTSD. *American Journal of Psychiatry, 162* ; 2295-2301.
Brown, D.P., & Fromm, E. (1986) *Hypnotherapy and hypnoanalysis.* Hillsdale, NJ : Lawrence Erlbaum.
Brown, D., Scheflin, A.W., & Hammond, D.C. (1998) *Memory, trauma treatment, and the law.* New York : W.W. Norton.
Brown, K.W., Creswell, J.D., & Ryan, R.M. (Eds.) (2015) *Handbook of Mindfulness : Theory, Research, and Practice.* New York : Guilford Press.
Broyd, S.J., Demanuele, C., Debener, S., Helps, S.K., James, C.J., & Sonuga-Barke, E.J.S. (2009) Default-mode brain dysfunction in mental disorders : A systematic review. *Neuroscience and Biobehavioral Reviews, 33* ; 279-296.
Bryant, R.A., & Foord, R. (2016) Activating attachments reduces memories of traumatic images. *PloS one, 11*, e0162550. Retrieved from http : //journals.plos.org/plosone/article?id=10.1371/journal.pone.0162550.
Buckner, R.L., & Vincent, J.L. (2007) Unrest at rest : Default activity and spontaneous network correlations. *NeuroImage, 37* ; 1091-1097.
Budden, A. (2009) The role of shame in posttraumatic stress disorder : A proposal for a socioe-

motional model for DSM-V. *Social Science & Medicine, 69* ; 1032-1039.

Buddhaghosa, B. (1991) *Visuddhimagga* : *The path of purification* (Translated by Bhikkhu Ñāṇamoli) Onalaska, WA : BPE.

Burgess, P.W., Dumontheil, I., & Gilbert, S.J. (2007) The gateway hypothesis of rostral prefrontal cortex (area 10) *function. Trends in Cognitive Sciences, 11* ; 290-298.

Calhoun, L.G., & Tedeschi, R.G. (2014) *Handbook of posttraumatic growth* : *Research and practice.* New York : Routledge.

Candel, I., & Merckelbach, H. (2004) Peritraumatic dissociation as a predictor of post-traumatic stress disorder : A critical review. *Comprehensive Psychiatry, 45* ; 44-50.

Chadwick, D. (1999) *Crooked cucumber* : *The life and Zen teaching of Shunryu Suzuki.* New York : Harmony Books.

Chah, A. (1977/2011) Supports for meditation. In : A. Munindo (Ed.) *The collected teachings of Ajahn Chah.* Northumberton, UK : Aruna Publications, pp.357-367.

Chan, R.R., & Larson, J.L. (2015) Meditation interventions for chronic disease populations : A systematic review. *Journal of Holistic Nursing, 33* ; 351-365.

Chapman, C.R., & Gavrin, J. (1999) Suffering : The contributions of persistent pain. *The Lancet, 353* ; 2233-2237.

Chödrön, P. (1997) *When things fall apart* : *Heart advice for difficult times.* Boston : Shambhala Publications. (ハーディング祥子＝訳 (2004) すべてがうまくいかないとき――チベット密教からのアドバイス．めるくまーる)

Chödrön, P. (2002) *The places that scare you : A Guide to Fearlessness in difficult times.* Boalder, Co : Shawbhala Publications.

Chödrön, P. (2013) *How to meditate* : *A practical guide to making friends with your mind.* Boulder, CO : Sounds True.

Chödrön, P. (Undated) Tonglen instruction. Retrieved from http : //steamboatbuddhistcenter. org/_/Illness_files/TONGLEN%20INSTRUCTION%20by%20Pema%20Cho%CC%88dro%CC%88n.pdf.

Chrisman, J.A., Christopher, J.C., & Lichtenstein, S.J. (2009) Qigong as a mindfulness practice for counseling students : A qualitative study. *Journal of Humanistic Psychology, 49* ; 236-257.

Christensen, C., Barabasz, A., & Barabasz, M. (2013) Efficacy of abreactive ego state therapy for PTSD : Trauma resolution, depression, and anxiety. *International Journal of Clinical and Experimental Hypnosis, 61* ; 20-37.

Clark, D., Schumann, F., & Mostofsky, S.H. (2015) Mindful Movement and Skilled Attention. *Frontiers in Human Neuroscience, 9* ; 297-319.

Cloitre, M., Courtois, C. A., Charuvastra, A., Carapezza, R., Stolbach, B.C., & Green, B.L. (2011) Treatment of complex PTSD : Results of the ISTSS expert clinician survey on best practices. *Journal of Traumatic Stress, 24* ; 615-627.

Cohen, K., & Collens, P. (2013) The impact of trauma work on trauma workers : A metasynthesis on vicarious trauma and vicarious posttraumatic growth. *Psychological Trauma* : *Theory, Research, Practice, and Policy, 5* ; 570-580.

Collins, S., & Long, A. (2003) Working with the psychological effects of trauma : Consequences for mental health-care workers : A literature review. *Journal of Psychiatric and Mental Health Nursing, 10* ; 417-424.

Conroy, P. (2002) *Prince of Tides*. New York : Dial Press.
Cormier, W.H., & Cormier, L.S. (1978) *Intervewing stratepies for helpers : Fund a mental skills and cognitive behavioral under ventions*. Monterey, CA : Brooks/Cole.
Cormier, S., Nurius, P., & Osborn, C. (2009) *Interviewing and change strategies for helpers* (6th Ed.) San Francisco : Brooks/Cole.
Cormier, S., Nurius, P., & Osborn, C. (2013) *Interviewing and change strategies for helpers* (7th Ed.) Belmont, CA : Brooks/Cole.
Cornell, A.W. (2013) *Focusing in clinical practice : The essence of change*. New York : W.W. Norton.
Creswell, J.D., Way, B.M., Eisenberger, N.I., & Lieberman, M.D. (2007) Neural correlates of dispositional mindfulness during affect labeling. *Psychosomatic Medicine, 69* ; 560-565.
Culbertson, R. (1995) Embodied memory, transcendence, and telling : Recounting trauma, reestablishing the self. *New Literary History, 26* ; 169-195.
Dalai Lama, H.H., & Cutler, H.C. (1998) *The art of happiness : A handbook for living*. New York : Riverhead Books.
Dalenberg, C.J. (2000) *Countertransference and the treatment of trauma*. Washington D.C. : American Psychological Association.
Dass-Brailsford, P. (2007) *A practical approach to trauma : Empowering interventions*. New York : Sage Publications.
de L'Etoile, S.K. (2002) The effect of a musical mood induction procedure on mood statedependent word retrieval. *Journal of Music Therapy, 39* ; 145-160.
de Shazer, S. (1985) *Keys to solution in brief therapy*. New York : W.W. Norton.
Declercq, F., Vanheule, S., & Deheegher, J. (2010) Alexithymia and posttraumatic stress : subscales and symptom clusters. *Journal of Clinical Psychology, 66* ; 1076-1089.
Dekel, S., Ein-Dor, T., & Solomon, Z. (2012) Posttraumatic growth and posttraumatic distress : A longitudinal study. *Psychological Trauma : Theory, Research, Practice, and Policy, 4* ; 94-101.
Demarzo, M.M., Montero-Marin, J., Stein, P.K., Cebolla, A., Provinciale, J.G., & García-Campayo, J. (2014) Mindfulness may both moderate and mediate the effect of physical fitness on cardiovascular responses to stress : A speculative hypothesis. *Frontiers in Physiology, 5* ; 1-8.
Dempsey, C., Chesney, M., Lao, L., Vegella, P., Magyari, T., Robertson, M.B., Berman, B., & Kimbrough, E. (2014) Acupuncture and Mindfulness-Based Stress Reduction among female child abuse survivors : A randomized waitlist-controlled pilot study. *The Journal of Alternative and Complementary Medicine, 20* ; A87-A87.
Denny, B.T., Fan, J., Liu, X., Guerreri, S., Mayson, S.J., Rimsky, L., New, A.S., Siever, L.J., & Koenigsberg, H.W. (2014) Insula–amygdala functional connectivity is correlated with habituation to repeated negative images. *Social Cognitive and Affective Neuroscience, 9* ; 1960-1967.
Desbordes, G., Negi, L.T., Pace, T.W.W., Wallace, B.A., Raison, C.L., & Schwartz, E.L. (2012) Effects of mindful-attention and compassion meditation training on amygdala response to emotional stimuli in an ordinary, non-meditative state. *Frontiers in Human Nerusosccience, 6* ; 292-306.
Dinges, D.F., Whitehouse, W.G., Orne, E.C., Powell, J.W., Orne, M.T., & Erdelyi, M.H. (1992) Evaluating hypnotic memory enhancement (hypermnesia and reminiscence) using multitrial forced recall. *Journal of Experimental Psychology : Learning, Memory, and Cognition, 18* ; 1139-1147.

Dobkin, P.L., Irving, J.A., & Amar, S. (2012) For whom may participation in a mindfulnessbased stress reduction program be contraindicated? *Mindfulness, 3* ; 44-50.

Doidge, N. (2015) *The brain's way of healing* : Remarkable discoveries and recoveries from the frontiers of neuroplasticity. New York : Viking.

Doll, A., Hölzel, B.K., Bratec, S.M., Boucard, C.C., Xie, X., Wohlschläger, A.M., & Sorg, C. (2016) Mindful attention to breath regulates emotions via increased amygdala-prefrontal cortex connectivity. *NeuroImage*, 134 ; 305-313.

Dorahy, M.J., Corry, M., Shannon, M., Webb, K., McDermott, B., Ryan, M., & Dyer, K.F. (2013) Complex trauma and intimate relationships : The impact of shame, guilt and dissociation. *Journal of Affective Disorders, 147* ; 72-79.

Dutton, D.G. (1995) Trauma symptoms and PTSD-like profiles in perpetrators of intimate abuse. *Journal of Traumatic Stress, 8* ; 299-316.

Dutton, M.A., Bermudez, D., Matas, A., Majid, H., & Myers, N.L. (2013) Mindfulness-based stress reduction for low-income, predominantly African American women with PTSD and a history of intimate partner violence. *Cognitive and Behavioral Practice, 20* ; 23-32.

Echiverri-Cohen, A., Zoellner, L.A., Gallop, R., Feeny, N., Jaeger, J., & Bedard-Gilligan, M. (2016) Changes in temporal attention inhibition following prolonged exposure and sertraline in the treatment of PTSD. Retrieved from http : //dx.doi.org/10.1037/ccp0000080.

Egner, T., Jamieson, G., & Gruzelier, J. (2005) Hypnosis decouples cognitive control from conflict monitoring processes of the frontal lobe. *NeuroImage, 27* ; 969-978.

Ehlers, A., Hackmann, A., & Michael, T. (2004) Intrusive re-experiencing in post-traumatic stress disorder : Phenomenology, theory, and therapy. *Memory, 12* ; 403-415.

Erdelyi, M. H. (2010) The ups and downs of memory. *American psychologist, 65* ; 623-633.

Erickson, M.H. (1958) Pediatric hypnotherapy. *American Journal of Clinical Hypnosis, 1* ; 25-29.

Erickson, M.H. (1964) The "Surprise" and "My-Friend-John" techniques of hypnosis : Minimal cues and natural field experimentation. *American Journal of Clinical Hypnosis, 6* ; 293-307.

Erickson, M.H., & Rossi, E.L. (1979) *Hypnotherapy : An exploratory casebook*. New York : Irvington.

Erickson, M.H., & Rossi, E.L. (1989) The february man : Evolving consciousness and identity in hypnotherapy. New York : Taylor & Francis. (横井勝美＝訳 (2013) ミルトン・エリクソンの二月の男――彼女は、なぜ水を怖がるようになったのか. 金剛出版)

Fachner, J., Gold, C., & Erkkilä, J. (2013) Music therapy modulates fronto-temporal activity in rest-EEG in depressed clients. *Brain Topography, 26* ; 338-354.

Farb, N.A., Segal, Z.V., & Anderson, A.K. (2012) Mindfulness meditation training alters cortical representations of interoceptive attention. *Social Cognitive and Affective Neuroscience* ; nss066.

Farb, N.A., Segal, Z.V., & Anderson, A.K. (2013) Attentional modulation of primary interoceptive and exteroceptive cortices. *Cerebral Cortex, 23* ; 114-126.

Farb, N.A., Segal, Z.V., Mayberg, H., Bean, J., McKeon, D., Fatima, Z., & Anderson, A.K. (2007) Attending to the present : Mindfulness meditation reveals distinct neural modes of self-reference. *Social Cognitive and Affective Neuroscience, 2* ; 313-322.

Feder, A., Southwick, S.M., Goetz, R.R., Wang, Y., Alonso, A., Smith, B.W., Buchholz, K.R., Waldeck, T., Ameli, R., Moore, J., & Hain, R. (2008) Posttraumatic growth in former Vietnam prisoners of war. *Psychiatry, 71* ; 359-370.

Fekkes, M., Pijpers, F.I., Fredriks, A.M., Vogels, T., & Verloove-Vanhorick, S.P. (2006) Do bullied children get ill, or do ill children get bullied? A prospective cohort study on the relationship between bullying and health-related symptoms. *Pediatrics, 117* ; 1568-1574.

Feldenkrais, M. (1972) *Awareness through movement*. New York : Harper & Row.

Feldman, C., & Kuyken, W. (2011) Compassion in the landscape of suffering. *Contemporary Buddhism, 12* ; 143-155.

Felmingham, K., Kemp, A., Williams, L., Das, P., Hughes, G., Peduto, A., & Bryant, R. (2007) Changes in anterior cingulate and amygdala after cognitive behavior therapy of posttraumatic stress disorder. *Psychological Science, 18* ; 127-129.

Fisher, D. (2015, October 29) America's Most Dangerous Cities : Detroit Can't Shake No. 1 Spot. *Forbes I Washington*. Retrieved from http : //www.forbes.com/sites/danielfisher/2015/10/29/americas-most-dangerous-citiesdetroit-cant-shake-no-1-spot/#11686de712c8.

Fletcher, L.B., Schoendorff, B., & Hayes, S.C. (2010) Searching for mindfulness in the brain : A process-oriented approach to examining the neural correlates of mindfulness. *Mindfulness, 1* ; 41-63. Retrieved from http : //westallen.typepad.com/files/searching-formindfulness-in-thebrain.pdf.

Foa, E.B., Zoellner, L.A., Feeny, N.C., Hembree, E.A., & Alvarez-Conrad, J. (2002) Doesimaginal exposure exacerbate PTSD symptoms? *Journal of Consulting and Clinical Psychology, 70* ; 1022-1028.

Follette, V.M., & Vijay, A. (2009) Mindfulness for trauma and posttraumatic stress disorder. In : F. Didonna (Ed.) *Clinical handbook of mindfulness*. New York : Springer, pp.299-317.

Fox, K.C., Kang, Y., Lifshitz, M., & Christoff, K. (2016) Increasing cognitive-emotional flexibility with meditation and hypnosis : The cognitive neuroscience of de-automatization. In : A. Raz, & M. Lifshitz (Eds.) (2016) *Hypnosis and meditation : Towards an integrative science of conscious planes*. New York : Oxford University Press, pp.191-219.

Fox, K.C., Nijeboer, S., Dixon, M.L., Floman, J.L., Ellamil, M., Rumak, S.P, Sedlmeier, P., & Christoff, K. (2014) Is meditation associated with altered brain structure? A systematic review and meta-analysis of morphometric neuroimaging in meditation practitioners. *Neuroscience & Biobehavioral Reviews, 43* ; 48-73.

Frankl, V.E. (1956/2010) ...Trotzdem Ja zum Leben sagen : Ein Psychologe erlebt das Konzentrationslager. München : Kösel-Verlag. (霜山徳爾＝訳（1961）夜と霧──ドイツ強制収容所の体験記録．みすず書房）

Fredrickson, B.L., Cohn, M.A., Coffey, K.A., Pek, J., & Finkel, S.M. (2008) Open hearts build lives : Positive emotions, induced through loving-kindness meditation, build consequential personal resources. *Journal of Personality and Social Psychology, 95* ; 1045-1062.

Freinkel, A., Koopman, C., & Spiegel, D. (1994) Dissociative symptoms in media eyewitnesses of an execution. *American Journal of Psychiatry, 151* ; 1335-1339.

Fronsdal, G. (Translation) (Undated) The discourse on mindfulness of breathing. Ānāpānasati Sutta (Majjhima Nikāya 118) Author. Retrieved from http : //zen-ua.org/wpcontent/uploads/anapanasati_sutta_the_discourse_on_mindfulness_of_breathing_english.pdf.

Frye, L.A., & Spates, C.R. (2012) Prolonged exposure, mindfulness, and emotion regulation for the treatment of PTSD. *Clinical Case Studies, 11* ; 184-200.

Furlong, T.M., Richardson, R., & McNally, G.P. (2016) Habituation and extinction of fear recruit overlapping forebrain structures. *Neurobiology of Learning and Memory, 128* ; 7-16.

Galante, J., Galante, I., Bekkers, M.J., & Gallacher, J. (2014) Effect of kindness-based meditation on health and well-being : A systematic review and meta-analysis. *Journal of Consulting and Clinical Psychology, 82* ; 1101-1114.

Gallese, V., Keysers, C., & Rizzolatti, G. (2004) A unifying view of the basis of social cognition. *Trends in Cognitive Sciences, 8* ; 396-403.

Gecht, J., Kessel, R., Forkmann, T., Gauggel, S., Drueke, B., Scherer, A., & Mainz, V. (2014) A mediation model of mindfulness and decentering : Sequential psychological constructs or one and the same? *BMC Psychology, 2* ; 18-30.

Gethin, R. (2008) *Sayings of the Buddha* : A selection of suttas from the Pali Nikāyas. New York : Oxford University Press.

Gethin, R. (2011) On some definitions of mindfulness. *Contemporary Buddhism, 12* ; 263-279.

Gil, A., Johnson, M.B., & Johnson, I. (2006) Secondary trauma associated with state executions : Testimony regarding execution procedures. *Journal of Psychiatry & Law, 34* ; 25-35.

Gloster, A.T., Hummel, K.V., Lyudmirskaya, I., Hauke, C., & Sonntag, R.F. (2012) Aspects of exposure therapy in acceptance and commitment therapy. In : P. Neudeck, & H.-U. Wittchen (Eds.) *Exposure therapy.* New York : Springer, pp.127-152.

Goodwin, J. (1988) Post-traumatic symptoms in abused children. *Journal of Traumatic Stress, 1* ; 475-488.

Griffiths, P. (1981) Concentration or insight : The problematic of Theravāda Buddhist meditation-theory. *Journal of the American Academy of Religion, 49* ; 605-624.

Gross, J.J. (1998) The emerging field of emotion regulation : An integrative review. *Journal of General Psychology, 2* ; 271-299.

Haley, S.A. (1974) When the patient reports atrocities : Specific treatment considerations of the Vietnam veteran. *Archives of General Psychiatry, 30* ; 191-196.

Hanh, T.N. (1991) *Peace is every step.* New York : Bantam.

Harik, Jr. M., Matteo, R.A., Hermann, B.A. et al. (2016) What people with PTSD symptoms do (and do not) know about PTSD : A national survey. *Depression and Anxiety, 1-9.* DOI : 10.1002/da.22558.

Harris, D. (Producer) (2016, Aug. 11) *10 percent happier with Dan Harris : #29, Dr. Richard Davidson.* Retrieved from https : //player.fm/series/10-happier-with-dan-harris/29-drrichard-davidson.

Harris, R. (2009) *ACT made simple : An easy-to-read primer on acceptance and commitment therapy.* New York : New Harbinger. (武藤 崇・岩淵デボラ・本多 篤・寺田久美子・川島寛子＝訳 (2012) よくわかる ACT (アクセプタンス＆コミットメント・セラピー) ──明日からつかえる ACT 入門. 星和書店)

Harrison, R.L., & Westwood, M.J. (2009) Preventing vicarious traumatization of mental health therapists : Identifying protective practices. *Psychotherapy : Theory, Research, Practice, Training, 46* ; 203-219.

Hasenkamp, W., Wilson-Mendenhall, C.D., Duncan, E., & Barsalou, L.W. (2012) Mind wandering and attention during focused meditation : A fine-grained temporal analysis of fluctuating cognitive states. *NeuroImage, 59* ; 750-760.

Hayes, A.M., Laurenceau, J.P., Feldman, G., Strauss, J.L., & Cardaciotto, L. (2007) Change is not always linear : The study of nonlinear and discontinuous patterns of change in psychotherapy. *Clinical Psychology Review, 27* ; 715-723.

Hayes, S.C. (2004) Acceptance and Commitment Therapy, Relational Frame Theory, and the third wave of behavioral and cognitive therapies. *Behavior Therapy, 35* ; 639-665.

Hefferron, K., Grealy, M., & Mutrie, N. (2009) Post-traumatic growth and life threatening physical illness : A systematic review of the qualitative literature. *British Journal of Health Psychology, 14* ; 343-378.

Heide, F.J., & Borkovec, T.D. (1983) Relaxation-induced anxiety : Mechanisms and theoretical implications. *Journal of Consulting and Clinical Psychology, 51* ; 171-182.

Heim, G., & Bühler, K.E. (2006) Psychological trauma and fixed ideas in Pierre Janet's conception of dissociative disorders. *American Journal of Psychotherapy, 60* ; 111-129.

Helgeson, V.S., Reynolds, K.A., & Tomich, P.L. (2006) A meta-analytic review of benefit finding and growth. *Journal of Consulting and Clinical Psychology, 74* ; 797-816.

Henning, K.R., & Frueh, B.C. (1997) Combat guilt and its relationship to PTSD symptoms. *Journal of Clinical Psychology, 53* ; 801-808.

Herman, J.L. (1992) Complex PTSD : A syndrome in survivors of prolonged and repeated trauma. *Journal of Traumatic Stress, 5* ; 377-391.

Herman, J.L. (1997) *Trauma and recovery : The aftermath of violence from domestic abuse to political terror.* New York : Basic Books. (中井久夫＝訳 (1999)心的外傷と回復 (増補版). みすず書房)

Herman, J.L. (1998) Recovery from psychological trauma. *Psychiatry and Clinical Neurosciences, 52* (Supplement) ; S145-S150.

Hofmann, S.G., & Asmundson, G.J. (2008) Acceptance and mindfulness-based therapy : New wave or old hat? *Clinical Psychology Review, 28* ; 1-16.

Hofmann, S.G., Grossman, P., & Hinton, D.E. (2011) Loving-kindness and compassion meditation : Potential for psychological interventions. *Clinical Psychology Review, 31* ; 1126-1132.

Holroyd, J. (2003) The science of meditation and the state of hypnosis. *American Journal of Clinical Hypnosis, 46* ; 109-128.

Hölzel, B.K., Lazar, S.W., Gard, T., Shuman-Oliver, Z., Vago, D.R., & Ott, U. (2011) How does mindfulness meditation work : Proposing mechanisms of action from a conceptual and neural perspective. *Perspectives on Psychological Science, 6* ; 537-559.

Horowitz, M.J. (1983) Post traumatic stress disorders. *Behavioral Sciences & the Law, 1* ; 9-23.

Horowitz, M.J. (1986) *Stress response syndromes* (2nd Ed.) New York : Jason Aronson.

Hyer, L.A., Woods, M.G., & Boudewyns, P.A. (1991) PTSD and alexithymia : Importance of emotional clarification in treatment. *Psychotherapy : Theory, Research, Practice, Training, 28* ; 129-139.

Ironson, G., Freund, B., Strauss, J.L., & Williams, J. (2002) Comparison of two treatments for traumatic stress : A community-based study of EMDR and prolonged exposure. *Journal of Clinical Psychology, 58* ; 113-128.

Jang, J.H., Jung, W.H., Kang, D.-H., Byun, M.S., Kwon, S.J., Choi, C.-H., & Kwon, J.S. (2011) Increased default mode network connectivity associated with meditation. *Neuroscience Letters, 487* ; 358-362.

Jayawickreme, N., Cahill, S.P., Riggs, D.S., Rauch, S.A., Resick, P.A., Rothbaum, B.O., & Foa,

E.B. (2014) Primum non nocere (first do no harm) Symptom worsening and improvement in female assault victims after prolonged exposure for PTSD. *Depression and Anxiety, 31*; 412-419.

Jenkins, S.R., & Baird, S. (2002) Secondary traumatic stress and vicarious trauma : A validational study. *Journal of traumatic stress, 15*; 423-432.

Jiang, H., White, M.P., Greicius, M.D., Waelde, L.C., & Spiegel, D. (2016) Brain activity and functional connectivity associated with hypnosis. *Cerebral Cortex*. Retrieved from http : //cercor.oxfordjournals.org/content/early/2016/07/27/cercor.bhw220.full.pdf+html.

Jinpa, T. (2015) *A fearless heart : How the courage to be compassionate can transform our lives*. New York : Hudson Street Press.

Johnson, M. (1998) *Spectral evidence : The Ramona case : Incest, memory, and truth on trial in Napa Valley*. New York : Basic Books.

Kabat-Zinn, J. (1990) *Full catastrophe living : Using the wisdom of your body and mind to face stress, pain, and illness*. New York : Delacorte. (春木 豊＝訳 (2007) マインドフルネスストレス低減法．北大路書房)

Kabat-Zinn, J. (1994) *Wherever you go, there you are : Mindfulness meditation in everyday life*. New York : Hyperion.

Kabat-Zinn, J. (2002) At home in our bodies : An interview with Jon Kaba-Zinn. *Tricycle Magazine*, Winter. Retrieved from http : //www.tricycle.com/-practice/home-our-bodies.

Kaplan, R. (2004) O Anna : Being Bertha Pappenheim : Historiography and biography. *Australasian Psychiatry, 12*; 62-68.

Kearney, D.J., McDermott, K., Malte, C., Martinez, M., & Simpson, T.L. (2012) Association of participation in a mindfulness program with measures of PTSD, depression and quality of life in a veteran sample. *Journal of Clinical Psychology, 68*; 101-116.

Kearney, D.J., McDermott, K., Malte, C., Martinez, M., & Simpson, T.L. (2013) Effects of participation in a mindfulness program for veterans with posttraumatic stress disorder : A randomized controlled pilot study. *Journal of Clinical Psychology, 69*; 14-27.

Kelly, G. (1955) *The psychology of personal constructs* (2 Vols). New York : Norton.

Kerr, C.E., Sacchet, M.D., Lazar, S.W., Moore, C.I., & Jones, S.R. (2013) Mindfulness starts with the body : Somatosensory attention and top-down modulation of cortical alpha rhythms in mindfulness meditation. *Frontiers in Human Neuroscience, 7*; 1-15.

Khema, A. (2014) *Being nobody, going nowhere : Meditations on the Buddhist path*. Somerville, MA : Wisdom.

Kilung, D. (2015) *The relaxed mind : A seven-step method for deepenig meditation practice*. Boulder, Co : Shambhala Publications. (大谷 彰＝監訳で金剛出版より近刊)

Kimball, M.M. (2000) From "Anna O." to Bertha Pappenheim : Transforming private pain into public action. *History of Psychology, 3*; 20-43.

King, A.P., Block, S.R., Sripada, R.K., Rauch, S., Giardino, N., Favorite, T., Angstadt, M., Kessler, D., Welsh, R., & Liberzon, I. (2016) Altered default mode network (DMN) resting state functional connectivity following a mindfulness-based exposure therapy for posttraumatic stress disorder (PTSD) in combat veterans of Afghanistan and Iraq. *Depression and Anxiety, 33*; 289-299.

King, W.L. (1980) *Theravada meditation : The Buddhist transformation of yoga*. University Park,

PA : Pennsylvania State University Press.
Kingsland, J. (2016) *Siddhārtha's brain : Unlocking the ancient science of enlightenment*. New York : Harper Collins.
Kirk, U., Gu, X., Harvey, A.H., Fonagy, P., & Montague, P.R. (2014) Mindfulness training modulates value signals in ventromedial prefrontal cortex through input from insular cortex. *NeuroImage, 100* ; 254-262.
Kitayama, N., Vaccarino, V., Kutner, M., Weiss, P., & Bremner, J.D. (2005) Magnetic resonance imaging (MRI) measurement of hippocampal volume in posttraumatic stress disorder : A meta-analysis. *Journal of Affective Disorders, 88* ; 79-86.
Klimecki, O.M., Leiberg, S., Ricard, M., & Singer, T. (2013) Differential pattern of functional brain plasticity after compassion and empathy training. *Social Cognitive and Affective Neuroscience*, nst060. Retrieved from http : //scan.oxfordjournals.org/content/early/2013/05/09/scan.nst060.long.
Kluft, R.P. (1990) Dissociation and subsequent vulnerability : A preliminary study. *Dissociation : Progress in the Dissociative Disorders, 3* ; 167-173.
Kluft, R.P. (2011) Ramifications of incest. *Psychiatric Times, 27* ; 1-11.
Kobasa, S.C. (1979) Stressful life events, personality, and health : An inquiry into hardiness. *Journal of Personality and Social Psychology, 37* ; 1-11.
Koopman, C., Classen, C., Cardeña, E., & Spiegel, D. (1995) When disaster strikes, acute stress disorder may follow. *Journal of Traumatic Stress, 8* ; 29-46.
Kramer, P.D. (1989) *Moments of engagement : Intimate psychotherapy in a technological age*. New York : W.W. Norton.
Krishnamurti, J. (1987) *The awakening of intelligence*. New York : Harper & Row.
Kristeller, J.L., Baer, R.A., & Quillian-Wolever, R. (2006) Mindfulness-based approaches to eating disorders. In : R.A. Baer (Ed.) *Mindfulness-based treatment approaches : Clinician's guide to evidence base and applications* New York : Guilford, pp.75-91.
Kuan, T.-F. (2012) Cognitive operations in Buddhist meditation : Interface with western psychology. *Contemporary Buddhism, 13* ; 35-60.
Kubany, E.S. (1994) A cognitive model of guilt typology in combat-related PTSD. *Journal of Traumatic Stress, 7* ; 3-19.
Kyabgon, T. (2007) *The practice of Lojong : Cultivating compassion through training the mind*. Boulder, CO : Shambhala Publications.
Lamm, C., Batson, C.D., & Decety, J. (2007) The neural substrate of human empathy : Effects of perspective-taking and cognitive appraisal. *Journal of Cognitive Neuroscience, 19* ; 42-58.
Lanius, R.A., Frewen, P.A., Vermetten, E., & Yehuda, R. (2010) Fear conditioning and early life vulnerabilities : Two distinct pathways of emotional dysregulation and brain dysfunction in PTSD. *European Journal of Psycho-Traumatology, 1*. Retrieved from http : //www.ejpt.net/index.php/ejpt/article/view/5467/6493
Lazar, S.W., Kerr, C.E., Wasserman, R.H., Gray, J.R., Grev, D.N., Treadway, M.T., McGarvey, M., Quinn, B.T., Dusek, J.A., Benson, H., Rauch, S.L., Moore, C.I., & Fischl, B. (2005) Meditation experience is associated with increased cortical thickness. *NeuroReport, 16* ; 1893-1897.
Leary, M.R., Tate, E.B., Adams, C.E., Allen, A.B., & Hancock, J. (2007) Self-compassion and reactions to unpleasant self-relevant events : The implications of treating oneself kindly. *Journal*

of Personality and Social Psychology, 92 ; 887-904.

Lee, C., Gavriel, H., Drummond, P., Richards, J., & Greenwald, R.（2002）Treatment of PTSD : Stress inoculation training with prolonged exposure compared to EMDR. *Journal of Clinical Psychology, 58* ; 1071-1089.

Leung, M.K., Chan, C.C., Yin, J., Lee, C.F., So, K.F., & Lee, T.M.（2012）Increased gray matter volume in the right angular and posterior parahippocampal gyri in loving-kindness meditators. *Social Cognitive and Affective Neuroscience*, nss076. Retrieved from http : //scan.oxfordjournals. org/content/early/2012/10/16/scan.nss076.full.

Levine, P. A.（1997）*Waking the tiger : Healing trauma*. Berkeley, CA : North Atlantic Books.（藤原千枝子＝訳（2008）心と身体をつなぐトラウマ・セラピー．雲母書房）

Levine, S.Z., Laufer, A., Stein, E., Hamama-Raz, Y., & Solomon, Z.（2009）Examining the relationship between resilience and posttraumatic growth. *Journal of Traumatic Stress, 22* ; 282-286.

Lifshitz, M., & Raz, A.（2012）Hypnosis and meditation : Vehicles of attention and suggestion. *The Journal of Mind-Body Regulation, 2* ; 3-11.

Lifton, R.J.（2009）Death in life : the survivors of Hiroshima. Chapel Hill, NC : University of North Carolina Press.（桝井迪夫・湯浅信之・越智道雄・松田誠思＝訳（2009）広島を生き抜く――精神史的考察（上・下）．岩波書店）

Lifton, R.J.（2011）*Witness to an extreme century : A memoir*. New York : Simon and Schuster.

Linehan, M.M.（2007）*Skills training manual for treating borderline personality disorder*. New York : Guilford Press.（小野和哉＝訳（2007）弁証法的行動療法実践マニュアル――境界性パーソナリティ障害への新しいアプローチ．金剛出版）

Lykins, E.L., & Baer, R.A.（2009）Psychological functioning in a sample of long-term practitioners of mindfulness meditation. *Journal of Cognitive Psychotherapy, 23* ; 226-241.

Lynch, T.R., Chapman, A.L., Rosenthal, M.Z., Kuo, J.R., & Linehan, M.M.（2006）Mechanisms of change in dialectical behavior therapy : Theoretical and empirical observations. *Journal of Clinical Psychology, 62* ; 459-480.

Lynn, S.J., Malaktaris, A., Maxwell, R., Mellinger, D.I., & van der Kloet, D.（2012）Do hypnosis and mindfulness practices inhibit a common domain? Implications for research, clinical practice, and forensic science. *The Journal of Mind-Body Regulation, 2* ; 12-26.

Maack, D.J., Tull, M.T., & Gratz, K.L.（2012）Experiential avoidance mediates the association between behavioral inhibition and posttraumatic stress disorder. *Cognitive Therapy and Research, 36* ; 407-416.

MacBeth, A., & Gumley, A.（2012）Exploring compassion : A meta-analysis of the association between self-compassion and psychopathology. *Clinical Psychology Review, 32* ; 545-552.

MacNair, R.M.（2002）Perpetration-induced traumatic stress in combat veterans : Peace and conflict. *Journal of Peace Psychology, 8* ; 63-72.

Mahasi, S.（2016）*Manual of insight*. New York : Siman, & Shuster.

Malan, S., Hemmings, S., Kidd, M., Martin, L., & Seedat, S.（2011）Investigation of telomere length and psychological stress in rape victims. *Depression and Anxiety, 28* ; 1081-1085.

Marich, J., & Howell, T.（2015）Dancing mindfulness : A phenomenological investigation of the emerging oractice. *Explore : The Journal of Science and Healing, 11* ; 346-356.

Marks, I., Lovell, K., Noshirvani, H., Livanou, M., & Thrasher, S.（1998）Treatment of posttraumatic stress disorder by exposure and/or cognitive restructuring : A controlled study. *Archives of*

General Psychiatry, 55 ; 317-325.

Marx, B.P., Heidt, J.M., & Gold, S.D. (2005) Perceived uncontrollability and unpredictability, self-regulation, and sexual revictimization. *Review of General Psychology, 9* ; 67-90.

Masterpasqua, F. (2016) Mindfulness mentalizing humanism : A transtheoretical convergence. *Journal of Psychotherapy Integration, 26-1* ; 5-10.

McDaniel, R.B. (2015) *Third step east : Zen masters of America.* Richmond Hill, Ontario : Sumeru Press.

McLeod, M. (Ed.) (2014) Your guide to Buddhist meditation [Special issue]. *Shambhala Sun, 22.*

Miller, J.J. (1993) The unveiling of traumatic memories and emotions through mindfulness and concentration meditation : Clinical implications and three case reports. *Journal of Transpersonal Psychology, 25* ; 169-169.

Milosevic, I., & McCabe, R.E. (Eds.) (2015) *Phobias : The psychology of irrational fear.* Westport, CT : Greenwood.

Mitchell, J.T. (Undated) Critical incident stress debriefing (CISD) . Retrieved from http://www.info-trauma.org/flash/media-e/mitchellCriticalIncidentStressDebriefing.pdf.

Mitchell, J.T., & Everly Jr, G.S. (1995) Critical incident stress debriefing (CISD) and the prevention of work-related traumatic stress among high risk occupational groups. In : G.S. Everly, & J.M. Lating (Eds.) *Psychotraumatology : Key papers and core concepts in posttraumatic stress.* New York : Springer, pp.267-280) .

Modinos, G., Ormel, J., & Aleman, A. (2010) Individual differences in dispositional mindfulness and brain activity involved in reappraisal of emotion. *Social Cognitive and Affective Neuroscience, 5* ; 369-377.

Moses, A.D. (2001) Coming to terms with genocidal pasts in comparative perspective : Germany and Australia. *Aboriginal History, 25* ; 91-115.

Mueller, W.J., & Aniskiewicz, A.S. (1986) *Psychotherapeutic intervention in hysterical disorders.* New York : Jason Aronson.

Murray, J., Ehlers, A., & Mayou, R.A. (2002) Dissociation and post-traumatic stress disorder : Two prospective studies of road traffic accident survivors. *The British Journal of Psychiatry, 180* ; 363-368.

Ñāṇamoli, B. (Translation) (1999) *Visuddhimagga : The path of purification.* Onalaska, WA : Buddhist Publication Society.

Ñāṇamoli, B., & Bodhi, B. (1995) *The middle length discourses of the Buddha : A translation of the Majjhima Nikaya* (Teachings of the Buddha) Somerville, MA : Wisdom Publications.

Naves-Bittencourt, W., Mendonça-de-Sousa, A., Stults-Kolehmainen, M., Fontes, E., Córdova, C., Demarzo, M., & Boullosa, D. (2015) Martial arts : Mindful exercise to combat stress. *European Journal of Human Movement, 34* ; 34-51.

Neff, K. (2003) Self-compassion : An alternative conceptualization of a healthy attitude toward oneself. *Self and Identity, 2* ; 85-101.

Neria, Y., Nandi, A., & Galea, S. (2008) Post-traumatic stress disorder following disasters : A systematic review. *Psychological Medicine, 38* ; 467-480.

Neumann, D.A., & Gamble, S.J. (1995) Issues in the professional development of psychotherapists : Countertransference and vicarious traumatization in the new trauma therapist. *Psychotherapy : Theory, Research, Practice, Training, 32* ; 341.

Nijenhuis, E.R. (2001) Somatoform dissociation : Major symptoms of dissociative disorders. *Journal of Trauma & Dissociation, 1* ; 7-32.

Nijenhuis, E.R., & van der Hart, O. (2011) Dissociation in trauma : A new definition and comparison with previous formulations. *Journal of Trauma & Dissociation, 12* ; 416-445.

Nolen-Hoeksema, S., & Davis, C.G. (2004) Theoretical and methodological issues in the assessment and interpretation of posttraumatic growth. *Psychological Inquiry, 15* ; 60-64.

Norcross, J.C., Krebs, P.M., & Prochaska, J.O. (2011) Stages of change. *Journal of Clinical Psychology, 67* ; 143-154.

Nyanaponika, T. (1965) *The heart of Buddhist meditation*. San Francisco, CA : Weiser Books.

Ochberg, F.M. (1991) Post-traumatic therapy. *Psychotherapy, 28* ; 5-15.

Ochberg, F.M. (1996) The counting method for ameliorating traumatic memories. *Journal of Traumatic Stress, 9* ; 873-880.

O'Connor, L.E., Berry, J.W., Stiver, D.J., & Rangan, R.K. (2012) Depression, guilt, and Tibetan Buddhism. *Psychology, 3* ; 805-809.

Ogden, P., Minton, K., & Pain, C. (2006) *Trauma and the body : A sensorimotor approach to psychotherapy*. New York : W.W. Norton. (太田茂行＝監訳 (2012) トラウマと身体――センサリーモーター・サイコセラピー (SP) の理論と実践. 星和書店)

Oppenheimer, M., & Lovett, I. (2013, February 11) *Zen groups distressed by accusations against teacher*. Retrieved from http : //www.nytimes.com/2013/02/12/world/asia/zenbuddhists-roiled-by-accusations-against-teacher.html?_r=0.

Otani, A. (1989) An empirical investigation of Milton H. Erickson's approach to trance induction : A Markov chain analysis of two published cases. *The Ericksonian Monographs, 5* ; 55-68.

Otani, A. (2003) Eastern meditative techniques and hypnosis : A new synthesis. *American Journal of Clinical Hypnosis, 46* ; 97-108.

Otani, A. (2016) Hypnosis and mindfulness : The twain finally meet. *American Journal of Clinical Hypnosis, 58* ; 383-398.

Padesky, C.A. (1994) Schema change processes in cognitive therapy. *Clinical Psychology & Psychotherapy, 1* ; 267-278.

Payne, P., Levine, P.A., & Crane-Godreau, M.A. (2015) Somatic experiencing : Usinginteroception and proprioception as core elements of trauma therapy. *Frontiers in Psychology, 6*. doi : 10.3389/fpsyg.2015.00093

Pearlman, L.A., & Mac Ian, P.S. (1995) Vicarious traumatization : An empirical study of the effects of trauma work on trauma therapists. *Professional Psychology : Research and Practice, 26* ; 558-565.

Pearlman, L.A., & Saakvitne, K.W. (1995) *Trauma and the therapist : Countertransference and vicarious traumatization in psychotherapy with incest survivors*. New York : W.W. Norton.

Pickett, S.M., Bardeen, J.R., & Orcutt, H.K. (2011) Experiential avoidance as a moderator of the relationship between behavioral inhibition system sensitivity and posttraumatic stress symptoms. *Journal of Anxiety Disorders, 25* ; 1038-1045.

Pollatos, O., Gramann, K., & Schandry, R. (2007) Neural systems connecting interoceptive awareness and feelings. *Human Brain Mapping, 28* ; 9-18.

Polusny, M.A., Erbes, C.R., Thuras, P., Moran, A., Lamberty, G.J., Collins, R.C., Rodman, J.L., & Lim, K.O. (2015) Mindfulness-Based Stress Reduction for Posttraumatic Stress Disorder

Among Veterans : A Randomized Clinical Trial. *Journal of the American Medical Association, 314* ; 456-465.

Powers, M.B., Halpern, J.M., Ferenschak, M.P., Gillihan, S.J., & Foa, E.B. (2010) A metaanalytic review of prolonged exposure for posttraumatic stress disorder. *Clinical Psychology Review, 30* ; 635-641.

Prakhinkit, S., Suppapitiporn, S., Tanaka, H., & Suksom, D. (2014) Effects of Buddhism walking meditation on depression, functional fitness, and endothelium-dependent vasodilation in depressed elderly. *The Journal of Alternative and Complementary Medicine, 20* ; 411-416.

Price, C. (2006) Body-oriented therapy in sexual abuse recovery : A pilot-test comparison. *Journal of Bodywork and Movement Therapies, 10* ; 58-64.

Prochaska, J.O., DiClemente, C.C., & Norcross, J.C. (1992) In search of how people change : applications to addictive behaviors. *American Psychologist, 47* ; 1102-1114.

Prochaska, J.O., Redding, C.A., & Evers, K.E. (2008) The Transtheoretical model and stages of change. In : K. Glanz, B.K., Rimer, & K. Viswanath (Eds.) (2008) *Health behavior and health education : theory, research, and practice*. New York : Wiley, pp.97-121.

Radstaak, M., Geurts, S.A., Brosschot, J.F., & Kompier, M.A. (2014) Music and psychophysiological recovery from stress. *Psychosomatic Medicine, 76* ; 529-537.

Raichle, M.E., MacLeod, A.M., Snyder, A.Z., Powers, W.J., Gusnard, D.A., & Shulman, G.L. (2001) A default mode of brain function. *Proceedings of the National Academy of Sciences, 98* ; 676-682.

Ray, R. (Producer) (2015, July 29) Buddhist Geeks (Episode 357) *Shikantaza practice*. Podcast retrieved from http : //www.buddhistgeeks.com/2015/04/bg-357-shikantaza-practice/.

Ricard, M. (2015) *Altruism : The power of compassion to change yourself and the world*. New York : Little, Brown & Company.

Rogers, C.R. (1957) The necessary and sufficient conditions of therapeutic personality change. *Journal of Consulting Psychology, 21* ; 95-103.

Rogers, C.R. (1961) *On becoming a person : A therapist's view of good life*. Boston : Houghton-Mifflin.

Rogers, C.R., Gendlin, E.T., Kiesler, D.J., & Truax, C.B. (Eds.) (1967) *The therapeutic relationship and its impact : A study of psychotherapy with schizophrenics*. Madison, Wisconsin : University of Wisconsin Press.

Rosenbaum, S., Vancampfort, D., Tiedemann, A., Stubbs, B., Steel, Z., Ward, P.B., Berle, D., & Sherrington, C. (2015) Among inpatients, posttraumatic stress disorder symptom severity is negatively associated with time spent walking. *The Journal of Nervous and Mental Disease*. DOI : 10.1097/NMD.0000000000000415.

Rotaru, T.Ş., & Rusu, A. (2015) A meta-analysis for the efficacy of hypnotherapy in alleviating PTSD symptoms. *International Journal of Clinical and Experimental Hypnosis, 64* ; 116-136.

Rothbaum, B.O., Astin, M.C., & Marsteller, F. (2005) Prolonged exposure versus eye movement desensitization and reprocessing (EMDR) for PTSD rape victims. *Journal of Traumatic Stress, 18* ; 607-616.

Rothschild, B. (2000) *The body remembers : The psychophysiology of trauma and trauma treatment*. New York : W.W. Norton.

Sadigh, M.R. (1999) The treatment of recalcitrant post-traumatic nightmares with autogenic training and autogenic abreaction : A case study. *Applied Psychophysiology and Biofeedback, 24* ; 203-210.

Salmon, P., Lush, E., Jablonski, M., & Sephton, S.E. (2009) Yoga and mindfulness : Clinical aspects of an ancient mind/body practice. *Cognitive and Behavioral Practice, 16* ; 59-72.

Sandberg, D., Lynn, S.J., & Green, J.P. (1994) Sexual abuse and revictimization : Mastery, dysfunctional learning, and dissociation. In : S.J. Lynn & J.W. Rhue (Eds.) *Dissociation : Clinical and theoretical perspectives*. New York : Guilford, pp.242-267.

Sauer, S., & Baer, R.A. (2010) Mindfulness and decentering as mechanisms of change in mindfulness- and acceptance-based interventions. In : R.A. Baer (ed.) *Assessing mindfulness & acceptance-processes in clients : Illuminating the theory & practice of change*. Oakland, CA : Context Press, pp.26-50.

Saunders, J., Barawi, K., & McHugh, L. (2013) Mindfulness increases recall of self-threatening information. *Consciousness and Cognition, 22* ; 1375-1383.

Sayadaw, M. (2016) *Manual of insight*. Somerville, MA : Wisdom.

Scaer, R. (2007) *The body bears the burden : Trauma, dissociation, and disease* (2nd Ed.) . New York : Routledge.

Schöttke, H., Flückiger, C., Goldberg, S.B. et al. (2015) Predicting psychotherapy outcome based on therapist interpersonal skills : A five-year longitudinal study of a therapist assessment protocol. *Psychotherapy Research* 1-11.

Schroeder, J., & Fishbach, A. (2015) The "Empty Vessel" physician : Physicians' instrumentality makes them seem personally empty. *Social Psychological and Personality Science*. Retrieved from http : //faculty.haas.berkeley.edu/jschroeder/Publications/Schroeder&Fishbach2015.pdf.

Schutte, N.S., & Malouff, J.M. (2014) A meta-analytic review of the effects of mindfulness meditation on telomerase activity. *Psychoneuroendocrinology, 42* ; 45-48.

Schwartz, D., McFaydyen-Ketchum, S.A., Dodge, K.A., Pettit, G.S., & Bates, J.E. (1998) Peer group victimization as a predictor of children's behavior problems at home and in school. *Development and Psychopathology, 10* ; 87-99.

Sedlmeier, P., Eberth, J., Schwarz, M., et al. (2012) The Psychological effects of meditation : A meta-analysis. *Psychological Bulletin, 138* ; 1139-1171.

Segal, Z.V., Williams, J.M.G., & Teasdale, J.D. (2001) *Mindfulness-based cognitive therapy for depression : a new approach to preventing relapse*. New York : Guilford Press.（越川房子＝監訳（2007）マインドフルネス認知療法──うつを予防する新しいアプローチ．北大路書房）

Shamay-Tsoory, S.G., Aharon-Peretz, J., & Perry, D. (2009) Two systems for empathy : A double dissociation between emotional and cognitive empathy in inferior frontal gyrus versus ventromedial prefrontal lesions. *Brain, 132* ; 617-627.

Shephard, B. (2003) *A war of nerves : Soldiers and psychiatrists in the twentieth century*. Boston : Harvard University Press.

Shin, L.M., Rauch, S.L., & Pitman, R.K. (2006) Amygdala, medial prefrontal cortex, and hippocampal function in PTSD. *Annals of the New York Academy of Sciences, 1071* ; 67-79.

Simha-Alpern, A. (2007) "I finally have words!" : Integrating a psychodynamic psychotherapeutic approach with principles of emotional intelligence training in treating trauma survivors. *Journal of Psychotherapy Integration, 17* ; 293-313.

Smucker, M.R., Dancu, C., Foa, E.B., & Niederee, J.L. (1995) Imagery rescripting : A new treat-

ment for survivors of childhood sexual abuse suffering from posttraumatic stress. *Journal of Cognitive Psychotherapy, 9* ; 3-17.
Soma, T. (1949) *The way of mindfulness.* Kandy : Buddhist Publication Society.
Spiegel, D. (1988) Dissociation and hypnosis in post-traumatic stress disorders. *Journal of Traumatic Stress, 1* ; 17-33.
Sripada, R.K., King, A.P., Welsh, R.C., Garfinkel, S.N., Wang, X., Sripada, C.S., & Liberzon, I. (2012) Neural dysregulation in posttraumatic stress disorder : Evidence for disrupted equilibrium between salience and default mode brain networks. *Psychosomatic Medicine, 74* ; 904-911.
Stampfl, T.G., & Levis, D.J. (1967) Essentials of inplosre therapy : A learing-theory-based psychodywant behavioral tharapy. *Journal of Abonormal Psychology, 72*, 496-503.
Stamm, B.H. (1999) *Secondary traumatic stress : self-care issues for clinicians, researchers, & educators.* Brooklandville, MD : Sidran Press. (小西聖子・金田ユリ子＝訳 (2003) 二次的外傷性ストレス――臨床家, 研究者, 教育者のためのセルフケアの問題. 誠信書房)
Steele, K.H. (1989) A model for abreaction with MPD and other dissociative disorders. *Dissociation : Progress in the Dissociative Disorders, 2* ; 151-159.
Stein, D.J., Ipser, J.C., & Seedat, S. (2006) *Pharmacotherapy for post traumatic stress disorder (PTSD)* . The Cochrane Library.
Strong, S.R. (1991) Social influence and change in therapeutic relationships. In : C.R. Snyder and D.R. Forsyth : *Handbook of Social and Clinical Psychology : The Health Perspective.* New York : Pergamon Press, pp.540-562.
Sutton, J., & De Backer, J. (2009) Music, trauma and silence : The state of the art. *The Arts in Psychotherapy, 36* ; 75-83.
Taku, K., Cann, A., Calhoun, L.G., & Tedeschi, R.G. (2008) The factor structure of the Posttraumatic Growth Inventory : A comparison of five models using confirmatory factor analysis. *Journal of Traumatic Stress, 21* ; 158-164.
Tang, Y.Y., Hölzel, B.K., & Posner, M.I. (2015) The neuroscience of mindfulness meditation. *Nature Reviews Neuroscience, 16* ; 213-225.
Teasdale, J.D., & Chaskalson, M. (2011) How does mindfulness transform suffering? I : The nature and origins of dukkha. *Contemporary Buddhism, 12* ; 89-102.
Tedeschi, R.G., & Calhoun, L.G. (1996) The Posttraumatic Growth Inventory : Measuring the positive legacy of trauma. *Journal of Traumatic Stress, 9* ; 455-471.
Tedeschi, R.G., & Calhoun, L.G. (2004) Posttraumatic growth : Conceptual foundations and empirical evidence. *Psychological Inquiry, 15* ; 1-18.
Tedeschi, R.G., & McNally, R.J. (2011) Can we facilitate posttraumatic growth in combat veterans? *American Psychologist, 66* ; 19-24.
Tedeschi, R.G., Tedeschi, R.G., Park, C.L., & Calhoun, L.G. (Eds.) (1998) *Posttraumatic growth : Positive changes in the aftermath of crisis.* New York : Routledge.
Teut, M., Roesner, E.J., Ortiz, M., Reese, F., Binting, S., Roll, S, Fischer, H.F., Michalsen, A., Willich, S.N., & Brinkhaus, B. (2013) Mindful walking in psychologically distressed individuals : A randomized controlled trial. *Evidence-Based Complementary and Alternative Medicine.* Retrieved from http : //www.hindawi.com/journals/ecam/2013/489856/.
Thomson, L. (2016, June) *Application of hypnosis : Pain.* Workshop presented at the ASCH

regional workshop, Alexandria, VA.

Thompson, B.L., & Waltz, J. (2010) Mindfulness and experiential avoidance as predictors of posttraumatic stress disorder avoidance symptom severity. *Journal of Anxiety Disorders, 24* ; 409-415.

Tiyavanich, K. (2004) *The Buddha in the jungle*. Seattle : University of Washington Press.

Travis, F., & Shear, J. (2010) Focused attention, open monitoring and automatic selftranscending : categories to organize meditations from Vedic, Buddhist and Chinese traditions. *Consciousness and Cognition, 19* ; 1110-1118.

Treadway, M.T., & Lazar, S.W. (2009) The neurobiology of mindfulness. In : F. Didonna (Ed.) *Clinical handbook of mindfulness*. New York : Springer, pp.45-57.

Treanor, M. (2011) The potential impact of mindfulness on exposure and extinction learning in anxiety disorders. *Clinical Psychology Review, 31* ; 617-625.

Truax, C.B., & Carkhuff, R.R. (1965) Experimental manipulation of therapeutic conditions. *Journal of Consulting Psychology, 29* ; 119-124.

Trungpa, C. (1991) *Meditation in action*. Boston : Shambhala Publications.

Trungpa, C. (2015) *Mindfulness in action : Making friends with yourself through meditation and everyday awareness*. Boulder, CO : Shambhala Publications.

Ursano, R.J., & Norwood, A.E. (Eds.) (2008) *Trauma and disaster responses and management*. New York : American Psychiatric Publishing.

U.S. Department of Veterans Affairs (2011) *Evidence-based treatments for PTSD : What the research tells us about patient improvement*. Produced by the National Center for PTSD. Retrieved from http : //www.ptsd.va.gov/Public/understanding_TX/CourseList/Course_ NCPTSD_Treatment_1435/assets/00015006.PDF.

Valera, F.J., Thompson, E., & Rosch, E. (1991) *The embodied mind : Cognitive science and human experience*. Cambridge, MA : MIT Press.

van Dam, N.T., Sheppard, S.C., Forsyth, J.P., & Earleywine, M. (2011) Self-compassion is a better predictor than mindfulness of symptom severity and quality of life in mixed anxiety and depression. *Journal of Anxiety Disorders, 25* ; 123-130.

van der Hart, O., & Brown, P. (1992) Abreaction re-evaluated. *Dissociation, 5* ; 127-140.

van der Hart, O., Brown, P., & van der Kolk, B.A. (1989) Pierre Janet's treatment of posttraumatic stress. *Journal of Traumatic Stress, 2* ; 379-395.

van der Hart, O., Groenendijk, M., Gonzalez, A., Mosquera, D., & Solomon, R. (2013) Dissociation of the personality and EMDR therapy in complex trauma-related disorders : Applications in the stabilization phase. *Journal of EMDR Practice and Research, 7* ; 81-94.

van der Hart, O., & Horst, R. (1989) The dissociation theory of Pierre Janet. *Journal of Traumatic Stress, 2* ; 397-412.

van der Hart, O., Nijenhuis, E.R., & Steele, K. (2006) *The haunted self : Structural dissociation and the treatment of chronic traumatization*. New York : W.W. Norton.

van der Hart, O., Nijenhuis, E., Steele, K., & Brown, D. (2004) Trauma-related dissociation : conceptual clarity lost and found. *Australian and New Zealand Journal of Psychiatry, 38* ; 906-914.

van der Hart, O., & Steele, K. (2000) The integration of traumatic memories versus abreaction : Clarification of terminology. *ISSD News, 18* ; 4-5.

van der Kolk, B.A. (1989) The compulsion to repeat the trauma. *Psychiatric Clinics of North America, 12* ; 389-411.

van der Kolk, B.A. (2000) Posttraumatic stress disorder and the nature of trauma. *Dialogues in Clinical Neuroscience, 2* ; 7-22.

van der Kolk, B.A. (2002) Beyond the talking cure : Somatic experience and subcortical imprints in the treatment of trauma. In : F. Shapiro (Ed.) *EMDR as an integrative psychotherapy approach* : *Experts of diverse orientations explore the paradigm prism*. Washington D.C. : American Psychological Association, pp.57-83.

van der Kolk, B.A. (2014) *The body keeps the score* : *Brain, mind, and body in the healing of trauma*. New York : Viking Books.

van der Kolk, B.A., McFarlane, A.C., & Weisaeth, L. (Eds.) (1996) *Traumatic stress* : *the effects of overwhelming experience on mind, body, and society*. New York : Guilford Press. (西澤 哲＝訳 (2012) トラウマティック・ストレス——PTSDおよびトラウマ反応の臨床と研究のすべて. 誠信書房)

van Minnen, A., Arntz, A., & Keijsers, G.P.J. (2002) Prolonged exposure in patients with chronic PTSD : Predictors of treatment outcome and dropout. *Behavior Research and Therapy, 40* ; 439-457.

Voss Horrell, S.C., Holohan, D.R., Didion, L.M., & Vance, G.T. (2011) Treating traumatized OEF/OIF veterans : How does trauma treatment affect the clinician? *Professional Psychology* : *Research and Practice, 42* ; 79-86.

Waller, N., Putnam, F.W., & Carlson, E.B. (1996) Types of dissociation and dissociative types : A taxometric analysis of dissociative experiences. *Psychological Methods, 1* ; 300-321.

Watkins, J.G. (1949/2016) *Hypnotherapy of war neuroses* : *A clinical psychologist's casebook*. Blodgett, OR : Norton Creek Press.

Watkins, J.G. (1992) *Hypnoanalytic techniques. The practice of clinical hypnosis. Vol.2*. New York : Irvington.

Watkins, J.G., & Barabasz, A. (2012) *Advanced hypnotherapy* : *Hypnodynamic techniques*. New York : Routledge.

Watkins, J.G., & Watkins, H.H. (1997) *Ego states* : *Theory and therapy*. New York : W.W. Norton.

Weng, H.Y., Fox, A.S., Shackman, A.J., Stodola, D.E., Caldwell, J.Z., Olson, M.C., Rogers, G.M., & Davidson, R.J. (2013) Compassion training alters altruism and neural responses to suffering. *Psychological Science, 24* ; 1171-1180.

Werner, E.E., & Smith, R.S. (1992) *Overcoming the odds* : *High risk children from birth to adulthood*. Ithaca, New York : Cornell University Press.

Whitfield-Gabrieli, S., & Ford, J.M. (2012) Default mode network activity and connectivity in psychopathology. *Annual Review of Clinical Psychology, 8* ; 49-76.

Wigren, J. (1994) Narrative completion in the treatment of trauma. *Psychotherapy* : *Theory, Research, Practice, Training, 31* ; 415-423.

Wilks, J., Blacker, M.M., Boyce, B., Winston, D., & Goodman, T. (2015, Spring) The mindfulness movement : What does it mean for Buddhism? *Buddhadharma* : *The Practitioner's Quarterly* ; 46-55.

Wilson, J. (2014) *Mindful America* : *The mutual transformation of Buddhist meditation and American culture*. New York : Oxford University Press.

Wilson, J.P., & Thomas, R.B. (2004) *Empathy in the treatment of trauma and PTSD*. New York : Routledge.

Wolpe, J. (1961) The systematic desensitization treatment of neuroses. *The Journal of Nervous and Mental Disease, 132* ; 189-203.

Wolpe, J., & Lazarus, A.A. (1966) *Behavior therapy techniques : A guide to the treatment of neuroses*. Elmsford, NY : Pergamon Press.

Wong, W.S. (2014) The music of Buddha Nature : Blowing Zen through the shakuhachi. *International Journal of Humanities and Social Science, 4* ; 64-80.

Wortman, C.B. (2004) Posttraumatic growth : Progress and problems. *Psychological Inquiry, 15* ; 81-90.

Yehuda, R. (1997) Sensitization of the Hypothalamic-Pituitary-Adrenal Axis in Posttraumatic Stress Disordera. *Annals of the New York Academy of Sciences, 821* ; 57-75.

Yehuda, R. (2002) Post-traumatic stress disorder. *New England Journal of Medicine, 346* ; 108-114.

Yehuda, R., Daskalakis, N.P., Lehrner, A., Desarnaud, F., Bader, H.N., Makotkine, I., Flory, J.D., Bierer, L.M., & Meaney, M.J. (2014) Influences of maternal and paternal PTSD on epigenetic regulation of the glucocorticoid receptor gene in Holocaust survivor offspring. *American Journal of Psychiatry, 171* ; 872-880.

Yehuda, R., Flory, J.D., Bierer, L.M., Henn-Haase, C., Lehrner, A., Desarnaud, F., Makotkine, I., Daskalakis, N.P., Marmar, C.R., & Meaney, M.J. (2015) Lower Methylation of Glucocorticoid Receptor Gene Promoter 1F in Peripheral Blood of Veterans with Posttraumatic Stress Disorder. *Biological Psychiatry, 77* ; 356-364.

Zannas, A.S., Provencal, N., & Binder, E.B. (2015) Epigenetics of posttraumatic stress disorder : Current evidence, challenges, and future directions. *Biological Psychiatry, 78* ; 327-335.

Zeng, X., Chiu, C.P., Wang, R., Oei, T.P., & Leung, F.Y. (2015) The effect of lovingkindness meditation on positive emotions : a meta-analytic review. *Frontiers in Psychology, 6*. Retrieved from http : //www.ncbi.nlm.nih.gov/pmc/articles/PMC4630307/.

Zhang, Y, Zhang, J., Zhu, S., Du, C., & Zhang, W. (2015) Prevalence and predictors of somatic symptoms among child and adolescents with orobable Posttraumatic Stress Disorder : A cross-sectional study conducted in 21 primary and secondary schools after an earthquake. *PLoS*, DOI : 10.1371/journal.pone.0137101. Retrieved from http : //journals.plos.org/plosone/article?id=10.1371/journal.pone.0137101.

Zvolensky, M.J., Farris, S.G., Kotov, R., Schechter, C.B., Bromet, E., Gonzalez, A., Vujanovic, A., Pietrzak, R.H., Crane, M., Kaplan, J., & Moline, J. (2015) World Trade Center disaster and sensitization to subsequent life stress : A longitudinal study of disaster responders. *Preventive Medicine, 75* ; 70-74.

索引

事項索引

【A-Z】

ACC［▷前部帯状回］
ACT［▷アクセプタンス＆コミットメント・セラピー］
ASD［▷急性ストレス障害］
BA10［▷ブロードマン領域10］
CBT［▷認知行動療法］
DBT［▷弁証法的行動療法］
DID［▷解離性同一性障害］
DMN［▷デフォルトモード・ネットワーク］
dlPDF［▷背外側前頭前野］
DSM-5 .... 040-045, 050
EMDR 047-050
FA［▷フォーカスト・アテンション］
MBCT［▷マインドフルネス認知療法］
MB-POTT［▷マインドフルネス段階的トラウマセラピー］
MBSR［▷マインドフルネス・ストレス低減法］
OM［▷オープン・モニター］
PCC［▷後部帯状回］
PE［▷持続エクスポージャー］
PTG［▷ポスト・トラウマ成長］
PTSD［▷心的外傷後ストレス障害］
QOL［▷生活の質］
SE［▷ソマティック・エクスペリエンス］
SP［▷センソリーモーター・サイコセラピー］

【あ】

愛着 129
　　——対象 139
『アーナパーナサティ』...... 017, 063, 097, 115, 129, 137
アクセプタンス＆コミットメント・セラピー（ACT）.................... 018, 049, 098, 100
「あることモード」.................................... 145
　　［▷「することモード」］
アレキシサイミア 056, 067, 068, 107, 120
安心できる対象 055, 058-061, 065, 066, 102, 103, 110, 126
安全な場 055, 058, 059, 061, 065, 083, 092, 102, 103, 110, 136
インプロージョン 117, 127
エンパワーメント 068, 069

【か】

解離
　　周トラウマ期性—— 045, 051
　　身体—— 045, 102, 110, 120
解離性同一性障害（DID） 039, 045
カウンティング・メソッド 106
過覚醒 046, 098, 144
覚触 017, 036
課題 051, 053, 055, 059-062, 064, 068, 071
カタルシス 047, 059, 062, 075, 098, 117, 149
感作 055, 060-062, 131, 132, 138, 139
記憶の呼び起こし 116, 127
偽記憶 116, 118, 127
機能的結合 031, 095, 100
急性ストレス障害（ASD） 040, 050
緊急事態ストレスマネジメント 067
苦（*dukkha*）.................................... 021, 052, 139
傾聴スキル
　　言い換え 065
　　感情反映 056, 065
　　明確化 065

要約 065	情報提供 ... 064, 066, 071, 076, 078, 092, 118-121
系統的脱感作 105	除反応 059, 060, 062, 070, 076, 077, 098,
ゲートウェイ仮説 033, 034, 100	101-103, 116-118, 121-126, 128, 132, 133, 139
繋驢橛（けろけつ） 026, 074	偶発性—— 029, 062, 064, 075, 077, 079,
向精神薬 064, 074, 075, 077	101-103, 110, 112, 116-118, 121, 122, 124, 126,
『考想息止経』（*Vitakkasanthāna Sutta*）	128, 132, 133
.... 101, 123	神経可塑性 032, 035, 047, 131-133
五蘊	身体化された体験（embodied experience）
行 035	.... 120, 127
識 035	身体感覚 017, 027, 028, 034, 036, 076, 087,
受 035	091, 102, 107, 108, 110, 112, 115, 117, 120, 121,
想 035	124, 142
「言葉を失う」体験 039, 041, 056, 067, 099,	心的外傷後ストレス障害（PTSD）
107, 116	回避症状 046, 052, 059, 060, 102
コンパッション 133-140	加害体験 041-043, 050, 067
	間接体験 041, 042, 050, 051, 057, 067, 110
	基本的価値観の歪曲 040
【さ】	自己の物体化 040, 050, 055, 066, 099
	自責（shame） 041, 043, 044, 046, 050, 051,
再活発化 116, 118	053, 059, 067-069, 075, 099, 116, 138
再犠牲化 046, 052, 059, 131	自責（shame）体験 041, 043, 050, 067
すわった鴨症候群 044, 046, 050, 064, 066,	侵入症状 046, 096, 098, 132, 144
075, 131	人間性の剥奪 040
催眠 ... 037, 055, 078, 079, 082-086, 094-096, 112,	被害体験 041, 044, 050, 067
116, 117, 122, 124, 125, 128	非力感 040, 055, 059, 067-069, 075, 093,
自己概念 030, 032, 034, 035, 040, 047, 049,	099, 104, 118, 125, 127, 130, 137
095, 098	良心の呵責 043, 044, 050, 051, 133
持続エクスポージャー（PE）... 048-050, 062,	心理教育 064, 066, 068, 069, 071, 077
098, 099, 118, 119, 127	スウィーピング 107, 112
慈悲 ..... 021, 022, 024, 134 [▷ラビング・カイン	「することモード」 144
ドネス瞑想]	[▷「あることモード」]
『沙門果経』 015, 017, 090	生活の質（QOL） 063
順化 099, 100, 111, 118	『清浄道論』（*Visuddhimagga*） 082, 111,
準備レベル（readiness） 066, 069, 070, 078	112, 128, 139
症状安定	セルフ・コンパッション 021, 130, 134-140,
カームイメージ 082, 083, 085, 086, 094	145
マインドフル・ウォーキング 034, 082,	センソリーモーター・サイコセラピー（SP）
090-092, 094, 096, 102	 113
ミュージック・マインドフルネス 082,	禅瞑想
087-090, 094	坐禅 023, 147
ラベリング 031, 037, 076, 077, 082,	只管打坐 023, 147
092-094, 096, 103, 104, 109, 110, 112, 116,	習禅 023, 147
119-121, 132, 133	ソマティック・エクスペリエンス（SE）
情動調整 030-032, 035, 047, 048, 076, 078,	.... 096, 102, 113, 123
081, 083, 089, 094, 095, 100, 103, 105, 122-127,	ソマティック・メモリー 107, 110, 113, 120
132, 138	

【た】

帯状回
　後部――（PCC）............................ 033, 100
　前部――（ACC）...................... 031, 093-095
脱結合 034, 037, 079, 095, 100
タッチ・アンド・リターン
　ウォームアップ 025, 026, 035, 073
　呼吸の気づき 025, 026, 028, 029, 035, 073
　終了 025, 028, 029, 033, 035, 073, 074
　マルチモードの気づき 025, 028, 029, 035, 073, 074, 100, 103, 104, 106-108
脱中心化 027, 030-032, 034, 035, 037, 047, 066, 068, 069, 076-079, 087, 093, 095, 096, 100, 101, 103-106, 109, 112, 116, 118, 120, 132, 137
段階的セラピー 054, 059, 061, 072, 129, 149, 150
チベット仏教瞑想 023, 024
調整的音楽療法 087
テーラワーダ仏教 016, 020-022, 026, 036, 052, 082, 112
デフォルトモード・ネットワーク（DMN）
　................................ 030, 032-035, 100, 130
投影同一化 127
島皮質 031, 032, 034, 037, 079, 095, 100, 115, 130
トップ・ダウン過程 107
トラウマ 024, 034, 035, 039-052, 053, 055-060, 064, 066, 067, 069, 070, 072, 074-076, 078, 081, 086, 091-093, 096, 098, 099, 101, 102, 104, 106-108, 110, 111, 116-120, 130, 131, 133, 135, 136, 138, 141-145
トラウマ統合
　集中マインドフルネス 086, 095, 103-106, 110, 115, 121, 122, 132
　分割マインドフルネス ... 103-106, 108-110, 115, 121
　ボディスキャン 020, 034, 102, 103, 107-110, 112, 113, 121
トンレン瞑想 022, 137, 138, 140

【な】

内受容性気づき 030, 034, 035, 076, 102, 120, 123, 133

「内容としての自己」.................................... 032
ナラティヴ 066, 067, 099-102, 107, 110, 118, 121, 126
「二月の男」... 111
日常生活の安定
　生理的脱高感作 054, 060, 130, 138
　セルフ・コンパッション養成 130, 133, 135, 138
認知行動療法（CBT）......... 018, 036, 047, 049, 050, 052 062, 083, 093, 098, 101, 102
認知処理療法 048, 049

【は】

ハーディネス 143
背外側前頭前野（dlPDF）....................... 033, 100
反芻 031, 033, 044, 100, 135
非思量 019, 033
非線形治療プロセス 055, 060, 061
不安階層表 105
フォーカシング 113
『不動智神妙録』... 096
フラディング 117, 127
ブリッジ技法
　マインドフルネス情動ブリッジ 115, 117-120, 126
　マインドフルネス体感ブリッジ 115, 117, 120, 121, 126, 128
ブロードマン領域10（BA10）.......... 034, 100
　切り換えスイッチ 034
「文脈としての自己」.................................. 032
変化ステージ
　維持期 069, 070
　実行期 069, 070, 073
　熟考期 069, 070
　準備期 069-072
　前熟考期 069
弁証法的行動療法（DBT）......... 018, 049, 098, 100
ポスト・トラウマ成長（PTG）......... 054, 141, 142-146
ボトム・アップ過程 108

【ま】

マインドフルネス
アウェアネス 016, 017, 024, 057, 094, 107
「今，ここ」.......... 016, 020, 028, 031, 032, 034, 035, 056, 082-084, 089, 090, 122, 123, 149
インサイト 020, 024
ヴィパッサナー瞑想 020, 028, 030, 110, 113
オープン・モニター (OM) 016
気づき 015-017, 024-031, 034-036, 045, 072-074, 076, 077, 087, 089-091, 095, 096, 098, 100, 102-110, 112, 117, 120, 121, 123, 129, 133, 139, 149
三昧 (*samādhi*／サマーディ) 019, 094
サマタ瞑想 019, 028, 036, 082, 094, 110
ジャーナ (*jhāna*) 019, 082, 094
単独実践── 018, 026, 028, 029, 073, 104, 126, 132
フォーカスト・アテンション (FA) ... 019-021, 023, 024, 028, 149
ベア・アテンション 016, 017, 019, 024, 033, 082, 087, 090, 096
誘導── 018, 025, 027, 029, 031, 070, 073, 078, 126, 132
マインドフルネス・ストレス低減法 (MBSR)
.... 017-020, 031, 048, 049, 107, 108
マインドフルネス段階的トラウマセラピー (MB-POTT) 015, 022, 046, 047, 054, 055, 059-061, 063-066, 068-072, 074-077, 081, 083, 087, 088, 090, 092, 093, 094, 097, 099, 102, 107, 108, 115, 116, 120, 123, 129, 130, 133, 135, 137, 138, 140, 141, 144, 149
マインドフルネス認知療法 (MBCT)
.... 018, 034, 134, 144, 145
無我 (*anattā*) 145
無常 (*aniccā*) 032, 052, 145
『メッタ・スッタ』.. 021
メンタライゼーション 139
モンキーマインド (意馬心猿) 026, 029, 074, 082, 092-094

【や】

抑圧 059, 076, 127

【ら】

ラビング・カインドネス瞑想 ... 020-022, 094, 135, 137
離見の見 035
リジリエンス 110, 143, 144
リラクセーション誘発不安 122

人名索引

アナラヨ比丘 (Anālayo, B.) 016, 107
アンナ・O (ベルタ・パッペンハイム) (Anna, O (Pappenheim, B)) 077, 079
ヴァン・デア・コルク, ベセル (van der Kolk, B.) 034, 039, 040, 081, 096, 108, 113
ヴァン・デア・ハート, オノ (van der Hart, O) ... 045, 048, 054, 059, 076, 081, 098, 099, 112
魚川祐司 018
ウォルピ, ジョセフ (Wolpe, J.) 105
内山興正 017
ウ・バ・キン (U Ba Khin) 107
エヴァリー, ジョージ (Every, G.) 067
エリクソン, ミルトン (Erickson, M.)
.... 095, 111, 124, 125, 128, 136
オグデン, パット (Ogden, P.) 113
オックバーグ, フランク (Ochberg, F.)
.... 106, 145
カーニー, デービッド (Kearney, D.) 049, 135
カバット・ジン, ジョン (Kabat-Zinn, J.)
.... 016-018, 107, 108
鎌田東二 035, 036
カルフーン, ローレンス (Calhoun, L.)
.... 054, 142
キングスランド, ジェイムス (Kingsland, J.) 033, 100, 107, 112, 115
クアン, ツェー＝クー (Kuan, T.-F.)
.... 016, 035, 111, 112
國吉知子 087, 088
クラフト, リチャード (Kluft, R.) ... 046, 131
コーミエー, シェリー (Cormier, S.) 065, 066, 071, 109

ゴールドスタイン, ジョセフ (Goldstein, J.) 020
コーンフィールド, ジャック (Kornfield, J.) 020
コフート, ハインツ (Kohut, H.) 048, 052
ゴエンカ, サティア・ナラヤン (Goenka, S. N.) 020, 107
サルズバーグ, シャロン (Salzberg, S.) 020
ジェンドリン, ユージーン (Gendlin, E.) 113
ジャネ, ピエール (Janet, P.) 112
鈴木俊隆 023
鈴木大拙 022
ストロング, スタンリー (Strong, S.) 150
世阿弥 035
セヤドー, マハーシ (Sayadaw, M.) 020, 077, 113
セヤドー, レディ (Sayadaw, L.) 020
セラ, ニャナポニカ (Thera, N.) 016
高石 昇 083, 095, 096
沢庵宗彭 096
ダライ・ラマ (Dalai Lama, H. H.) 024, 134, 140
チャー, アーチャン (Chah, A.) 020, 026, 027
チョドロン, ペマ (Chödrön, P.) 022, 024, 028, 053, 137
デーヴィッドソン, リチャード (Davidson, R.) 035, 037
ディクレメンテ, カーロ (DiClemente, C.) 069
テデスキー, リチャード (Tedeschi, R.) 054, 142-144, 146
ドイッジ, ノーマン (Doidge, N.) ... 015, 035
トゥルンパ, チョギャム (Trungpa, C.) 023, 028
トムソン, リンダ (Thomson, L.) 112
中村 元 021, 145
ナラテボー, プラユキ (Naradevo, P. Y.) 037, 096, 102
ネイエンフイス, エレット (Nijenhuis, E.) 045, 054
ノークロス, ジョン (Norcross, J.) 069

バーコビッチ＝オハナ, アヴィヴァ (Berkovich-Ohana, A.) 033
バージェス, ポール (Burgess, P.) 033
バーバーシュ, アリード (Barabasz, A.) 116-118, 122, 123
ハーマン, ジュディス (Herman, J.) 039-041, 054, 056, 063, 067, 081, 082, 097, 099, 107, 129, 130, 141
ファーブ, ノーマン (Farb, N.) 031, 032, 034, 095, 112
フェルデンクライス, モーシェ (Feldenkrais, M.) 035, 096
フォア, エドナ (Foa, E.) 112
藤田一照 023, 036, 147
ブラウン, ダニエル (Brown, D.) 054, 064, 076, 098, 116, 130
ブリュワー, シャドソン (Brewer, J.) ... 032, 095
ブレスロー, ナオミ (Breslau, N.) ... 041, 131, 138
ブレムナー, J・ダグラス (Bremner, J.D.) 047, 111, 130
フロイト, ジークムント (Freud, S.) 047, 059, 075, 076, 098
プロチャスカ, ジェームス (Prochaska, J.) 069, 070
フロム, エリカ (Fromm, E.) ... 054, 055, 064, 079, 098, 116, 130
ブロムフィールド, ヴィシュヴァパーン (Blomfield, V.) 031
ベア, ルース (Baer, R.) 017, 031, 090, 132, 139
ヘルツェル, ブリータ (Hölzel, B. K.) 020, 031, 034, 133
ボーコベック, トーマス (Borkovec, T.) 122
ボウルビー, ジョン (Bowlby, J.) 058, 122, 133, 150
ミッチェル, ジェフリー (Mitchell, J.) 067
蓑輪顕量 035, 036
ムニンドラ, アナガリカ (Munindra, A.) 020
ラザルス, アーノルド (Lazarus, A.) 105
リカード, マチュー (Ricard, M.) ... 024, 035

リフトン, ロバート・ジェイ (Lifton, R. J.) 042-044, 052
リン, スティーブン (Lynn, S.) 055, 079, 086, 094
レヴァイン, ピーター (Levine, P.) 034, 096, 102, 113, 144

ロジャーズ, カール (Rogers, C.) 032, 058, 061, 150
ワトキンス, ジョン (Watkins, J.) ... 116-118, 122, 123, 137

◆著者略歴

大谷 彰 [Akira Otani]

大阪市生まれ。上智大学外国語学部英語科を卒業し，ウェスト・バージニア大学大学院にてカウンセリング心理学を修める（教育学博士）。ジョンズ・ホプキンス大学大学院准教授，メリーランド大学カウンセリングセンター・シニアサイコロジストを経て，2008年よりメリーランド州都アナポリスにあるSpectrum Behavioral Healthのサイコロジストとして現在に至る。この間メリーランド州臨床心理士委員会副議長，米国臨床催眠学会常任理事，関西学院大学客員教授などを務める。著書に『カウンセリングテクニック入門』（二瓶社），『マインドフルネス入門講義』（金剛出版）（共に単著），『現代催眠原論』（金剛出版）（共著），訳書に『催眠誘導ハンドブック――基礎から高等テクニックまで』（金剛出版），『わかりやすい認知療法』（創元社）（監訳）などがある。

マインドフルネス実践講義
マインドフルネス段階的トラウマセラピー
(MB-POTT)

2017年 5 月15日　第 1 刷
2024年 4 月15日　第 2 刷

著者―――――大谷 彰
発行者―――――立石 正信
発行所―――――株式会社 金剛出版
　　　　　　　〒112-0005　東京都文京区水道1-5-16
　　　　　　　電話 03-3815-6661　振替 00120-6-34848
装丁―――――加藤賢策・北岡誠吾[LABORATORIES]
本文組版―――石倉康次
印刷・製本―――デジタルパブリッシングサービス

ISBN978-4-7724-1555-2 C3011
Printed in Japan©2017

マインドフルネス入門講義

大谷 彰

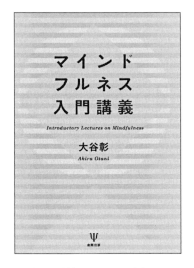

● A5判　● 並製　● 256頁　● 定価 3,740円

こころもからだも楽になる
マインドフルネス入門ガイド！

価格は10%税込みです。

現代催眠原論

臨床・理論・検証

高石 昇　大谷 彰

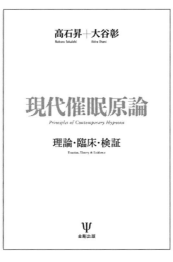

●A5判　●上製　●400頁　●定価 7,480円

催眠の夜の闇を超える
現代臨床催眠のマイルストーン！

価格は10％税込みです。

マインドフルネスの
はじめ方

今この瞬間とあなたの人生を取り戻すために

ジョン・カバットジン［著］　貝谷久宣［監訳］

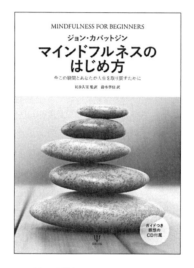

● A5判　● 並製　● 200頁　● 定価 3,080 円

ガイドつき瞑想 CD で
マインドフルネスを実践しよう！

価格は10%税込みです。